உணவே மருந்து

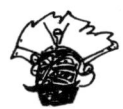

உணவே மருந்து

டாக்டர் எல். மகாதேவன்

தினசரி கிடைக்கின்ற உணவுகளையும் அனுபவத்தின் வாயிலாகக் கிடைக்கப்பெற்ற அறிவையும் கொண்டு தொகுக்கப்பட்டுள்ளது இந்த நூல்.

உணவுப் பொருட்களான பழங்கள், காய்கறிகள், தானியங்கள் போன்றவற்றின் தன்மைகளும் அவற்றைப் பயன்படுத்த வேண்டிய முறைகளும் இதில் இடம் பெற்றுள்ளன.

உணவு வகைகளான பலவித சாதம், கூட்டு, பொடி, வற்றல், தொக்கு, ரஸம், தின்பண்டங்கள், கஞ்சி போன்றவற்றுடன் பல்வேறு தானியங்களைக் கொண்டு தயாரிக்கப்படும் அடை, தோசை, சப்பாத்தி, டீ, காபி போன்றவை குறித்த பயனுள்ள குறிப்புகளும் இதில் அடங்கியுள்ளன.

இந்த உணவு வகைகளின் மருத்துவக் குணங்களும் அவை குணப்படுத்தும் நோய்களும் இதில் விளக்கப்பட்டிருக்கின்றன.

ஆயுர்வேதத்தில் முறையான கல்வியும், அனுபவமும் கொண்ட மருத்துவக் குழுவினரால் தயாரிக்கப்பட்டது இந்த நூல்.

தமிழ்வழிக்கல்வி, புதியவெளி மாணவரணி கல்லூரியிற்கும்
கொள்கை வகுத்தமை கொண்டுசெயற்படுத்தியமை மாணவர்
சிறப்பு அளித்த.

உணவே மருந்து

டாக்டர் எல். மகாதேவன், BAMS MD

(ஸ்ரீ சாரதா ஆயுர்வேத ஆஸ்பத்திரி மருத்துவக் குழு உதவியுடன்)

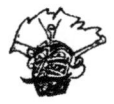

காலச்சுவடு பதிப்பகம்

உணவே மருந்து ♦ உணவு மருத்துவம் ♦ ஆசிரியர்: டாக்டர் எல். மகா தேவன் ♦ © டாக்டர் எல். மகாதேவன் ♦ முதல் பதிப்பு: செப்டம்பர் 2008 ♦ பதினைந்தாம் பதிப்பு: செப்டம்பர் 2018 ♦ வெளியீடு: காலச்சுவடு பப்ளிகேஷன்ஸ் (பி) லிட்., 669 கே. பி. சாலை, நாகர்கோவில் 629001

uNavee maruntu ♦ Food as Medicine ♦ Author: Dr. L. Mahadevan ♦ © Dr. L. Mahadevan ♦ Language: Tamil ♦ First Edition: September 2008 ♦ Fifteenth Edition: September 2018 ♦ Size: Demy 1 x 8 ♦ Paper: 18.6 kg maplitho ♦ Pages: 184

Published by Kalachuvadu Publications Pvt. Ltd., 669 K.P. Road, Nagercoil 629001, India ♦ Phone: 91-4652-278525 ♦ e-mail: publications@kalachuvadu.com ♦ Wrapper Printed at Print Specialities, Chennai 600014 ♦ Printed at Mani Offset, Chennai 600077

ISBN: 978-81-89945-37-4

09/2018/S.No.259, kcp 2134, 18.6 (15) OLLL

உயிர்களுக்கு உணவு கிடைக்கச் செய்து
வாழ்வு அளித்துவரும் அன்னை அன்னபூரணியின்
திருப்பாதங்களுக்கு

'உணவே மருந்து' இரண்டாம் பாகம்

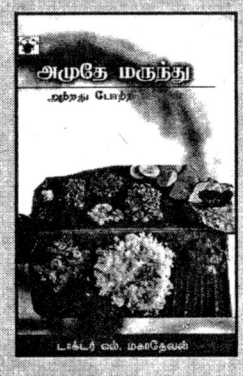

அமுதே மருந்து
(அற்றது போற்றி உணின்)
டாக்டர் எல். மகாதேவன்
விலை: 290 (வி.பி.பி.யில்: ரூ.290)

மூன்றாண்டுகளில் ஐந்து பதிப்புகள் கண்ட 'உணவே மருந்து' நூலின் இரண்டாம் பாகம் இந்நூல். உடலை அன்னமய கோசம் என்று அழைக்கிறோம். இந்த அன்னமய கோசத்தைப் பாதுகாக்க முறைப்படி உண்ணுதல் என்பது அவசியமாகிறது. சாப்பிட்ட உடனே சாப்பிடுதல் எனும் அத்யசனம், ஆகார விதிகளை மதிக்காமல், கை கால் கழுவாமல், காலம் தவறி பாடிக் கொண்டு, சிரித்துக் கொண்டு உண்ணும் விஷமாசனம் தவிர்க்கப்பட வேண்டும் என்று சாஸ்திரங்கள் போதிக்கின்றன. இறைவன் உணவைச் செமிக்கின்ற அக்னி வடிவமாக வைச்வானரனாக இருக்கிறான் என்று இந்து சமய அற நூல்களும் போதிக்கின்றன. இந்நூலில் பண்டையத் தமிழரின் உணவு, உணவுப் பழக்கம், ஐவகை நிலங்களில் விளையும் உணவுகள், உணவு பொருட்களின் தனிப்பட்ட குணங்கள், சமையல் குறிப்புகள் போன்ற விவரங்கள் விரிவாக விளக்கப்பட்டுள்ளன. முன்னூறுக்கும் மேற்பட்ட உணவு வகைகள் தயாரிக்கும் முறைகளும் விரிவாகக் கூறப்பட்டுள்ளன.

பொருளடக்கம்

நன்றிக் கடன்	15
முன்னுரை	19
பிரார்த்தனை	25
நிலமும் திணையும் உணவும்	29
உணவு என்னும் அமுதம்	33
அன்ன பானங்களும் அவற்றின் மருத்துவக் குணங்களும்	43

1. சூப்

1. ஓட்ஸ் சூப்	59
2. முருங்கைக்காய் சூப்	60
3. மிளகுத் தண்ணீர் சூப்	61
4. வடிகஞ்சி சூப்	62
5. மணத்தக்காளி சூப்	63
6. சுண்டைக்காய் சூப்	63
7. கொள்ளு சூப்	64
8. சீரக சூப்	65

2. சாதம்

1. இஞ்சி பூண்டு சாதம்	67
2. தயிர் சாதம்	68
3. எள்ளு சாதம்	69
4. மஹாராஷ்ட்ரா பொங்கல்	70
5. ஹிமாலயப் பொங்கல்	70

3. **களி**
    1. சோளக்களி — 72
    2. கம்புக்களி — 73
    3. உளுத்தம் களி — 73

4. **பொடிகள்**
    1. கறிவேப்பிலை நெல்லிப்பொடி — 75
    2. கறிவேப்பிலைப் பொடி — 76
    3. கறிவேப்பிலைக் குழம்புப் பொடி — 77
    4. வெந்தய மிளகுப் பொடி — 78
    5. சீரகப் பொடி — 79
    6. எலுமிச்சை இலைப் பொடி — 80
    7. தூதுவளைப் பொடி — 80
    8. பிரண்டைப் பொடி — 81
    9. முடக்கத்தான் பொடி — 82
    10. கலந்துப் பொடி — 83
    11. பிள்ளைபெற்றாள் பொடி — 84
    12. பாதாம் பொடி — 84
    13. கொள்ளு பருப்புப் பொடி — 85
    14. ஊட்டச்சத்துப் பொடி — 85
    15. முருங்கைக் கீரைப் பொடி — 86
    16. மணத்தக்காளிப் பொடி — 87

5. **குழம்பு, கூட்டு**
    1. சுண்டைக்காய் மோர்க்குழம்பு — 89
    2. பிரண்டைப் புளிக்குழம்பு — 90
    3. கோவைக்காய்க் கூட்டு — 92
    4. நேந்திரங்காய் எரிசேரி — 93
    5. எருபுளி — 94

6. **ரசம்**
    1. பூண்டு ரசம் — 95
    2. இஞ்சி ரசம் — 96
    3. புதினா ரசம் — 97

4. திப்பிலி ரசம்	98
5. நார்த்தங்காய் ரசம்	99
6. வாதநாராயண இலை ரசம்	100
7. பிள்ளைபெற்றாள் ரசம்	101
8. வேப்பம் பூ ரசம்	102
9. சீரக ரசம்	102
10. முடக்கத்தான் ரசம்	103
11. முருங்கை ரசம்	104
12. கரும்புச்சாறு ரசம்	105
13. முருங்கை ஈர்க்கு ரசம்	106
14. மிளகு ரசம்	107

7. பச்சடி

1. வேப்பம்பூ வெல்லப் பச்சடி	108
2. வேப்பம்பூ தயிர்ப் பச்சடி	109
3. நெல்லிக்காய்ப் பச்சடி	110
4. நெல்லிக்கனிப் பச்சடி	111
5. நெல்லிக்காய்த் தயிர்ப் பச்சடி	112
6. நார்த்தங்காய்ப் பச்சடி	113
7. பாசிப்பயறுப் பச்சடி	113
8. சுண்டைக்காய்ப் பச்சடி	114
9. விளாம்பழப் பச்சடி	115

8. துவையல்

1. சுண்டைக்காய்த் துவையல்	116
2. முடக்கத்தான் துவையல்	117
3. பிரண்டைத் துவையல்	118
4. சுண்டைக்காய்த் துவட்டல்	119
5. மணத்தக்காளி இலை மசியல்	120
6. கொத்தமல்லி சட்னி	120

9. தொக்கு

1. கொத்தமல்லி தக்காளித் தொக்கு	122
2. வெங்காயம் தக்காளித் தொக்கு	123
3. புளியிஞ்சி	124

10. வற்றல்
1. பிரண்டை வற்றல் — 125
2. மணத்தக்காளி வற்றல் — 126

11. ஜூஸ்
1. அருகம்புல் ஜூஸ் — 127
2. கொத்தமல்லி ஜூஸ் — 128
3. இஞ்சி எலுமிச்சைப் பழ ஜூஸ் — 128
4. கல்யாண பூசணி ஜூஸ் — 129

12. புட்டு
1. கம்பு மாவுப் புட்டு — 130
2. கேழ்வரகு மாவுப் புட்டு — 131
3. கொள்ளுப் புட்டு — 132

13. அடை, தோசை, சப்பாத்தி
1. நவதானிய அடை — 133
2. கொள்ளு அடை — 134
3. வாழைப்பூ அடை — 134
4. வாழைத்தண்டு அடை — 135
5. முடக்கத்தான் கீரை அடை — 136
6. முடக்கத்தான் இலைத் தோசை — 137
7. முடக்கத்தான் கீரைத் தோசை — 137
8. பிரண்டைத் தோசை — 138
9. வெந்தயத் தோசை — 139
10. கேழ்வரகு அடை — 139
11. முருங்கைக் கீரை அடை — 140
12. கீரை சப்பாத்தி — 141
13. ராகி சப்பாத்தி — 141

14. தின்பண்டங்கள்
1. பொரிவிளங்காய் உருண்டை — 143
2. எள் உருண்டை — 144

15. பாயசம்
    திணை அரிசிப் பாயசம் — 145

16. ரசாயனம்
    இஞ்சி ரசாயனம் — 146

17. கஞ்சி
    1. அரிசிக் கஞ்சி — 149
    2. கலவைக் கஞ்சி — 149
    3. கோதுமைக் கஞ்சி — 149
    4. பால் கஞ்சி — 150
    5. சத்துமாவுக் கஞ்சி — 150
    6. பார்லிக் கஞ்சி — 151
    7. புழுங்கல் அரிசிக் கஞ்சி — 151
    8. குமரிமாவட்ட வர்மக் கஞ்சி — 152
    9. ஸ்தூலத்துக்குக் கஞ்சி — 152
    10. வெந்தயக் கஞ்சி — 153

18. டீ, காபி, சர்பத்
    1. பெருஞ்சீரக டீ — 154
    2. தாமரைப்பூ காபி — 154
    3. ஆவாரம் பூ காபி — 155
    4. செம்பருத்திப் பூ காபி — 156
    5. செம்பருத்திப் பூ சர்பத் — 157
    6. முசுமுசுக்கை டீ — 158
    7. மணத்தக்காளி இலை டீ — 159
    8. தாம்பூலம் — 159
    9. தாம்பூல மாத்திரை — 159

குளியல் பொடி — 161
பயனுள்ள சில குறிப்புகள் — 163
அருஞ்சொற்பொருள் — 167
பழைய காலத்துச் சமையல் பாத்திரங்கள் — 173

மருந்தென வேண்டாவாம் யாக்கைக்கு அருந்தியது
அற்றது போற்றி உணின்.   (குறள்)

ஒருவன் முன் உண்ட உணவு ஜீரணமாகி விட்டதா என்பதை நன்றாக அறிந்து பின்பு உணவு உட்கொள்வான் எனில் அவனுடைய உடலுக்கு மருந்து எதுவும் வேண்டாம்.

நன்றிக் கடன்

மும்பையின் மேற்குப் பகுதியில், ஆமதாபாத் போகும் இரயில் தடத்தில் அமைந்துள்ள மலாட் எனும் புறநகர்ப் பகுதியில் செயல்பட்டுக்கொண்டிருந்த தமிழ்ச் சங்கக் கருத்தரங்கில் தமிழறிஞர் கி.ஆ.பெ. விசுவநாதன் அவர்கள் தலைமையில், சுமார் முப்பது ஆண்டுகளுக்கு முன்பு சிற்றுரை நிகழ்த்தப் போயிருந்த போதுதான், 'உணவே மருந்து, மருந்தே உணவு' எனும் சொற்றொடரை, அவர் வாயிலாக முதலில் கேட்டேன்.

இன்று எமது மதிப்பிற்குரிய தெரிசனங்கோப்பு ஸ்ரீ சாரதா ஆயுர்வேத மருத்துவமனையில் இருந்து 'உணவே மருந்து' எனும் தலைப்பில் இந்நூல் வெளிவருவதில் பெரும் மகிழ்ச்சி ஏற்படுகிறது.

நாஞ்சில் நாட்டுக்காரர்களுக்கு அன்று தெரிசனங்கோப்பு மகாதேவ ஐயர் வைத்தியசாலை என்பது ஆபத்துதவி, உடுக்கை இழந்தவன் கை, அன்பும் அரவணைப்பும் ஆதர வும் மருத்துவமும் செய்த மையம். அன்றும் இன்றும் ஆத்திர அவசரத்துக்கு எனத் தெரிசனங்கோப்பு வைத்திய சாலையின் மருந்தெண்ணெய்க் காத்து சூட்சிக்கப்படாத இல்லங்களை நாஞ்சில் நாட்டில் காண்பது அரிது.

எண்பத்திரண்டு வயதான எனதம்மா இன்றும் அந்த வைத்தியசாலையின் பெருமையும் என்னை இடுப்பில் தூக்கிக்கொண்டு போன கதையும் பேசுவார். அதில் தவறாமல் இடம் பெறும் தகவல், எனக்குப் பதினான்கு வயதுவரை இளைப்பு வந்ததும், தேடாத நாடாத வைத்தியம் இல்லை என்பதும் இறுதியில் தெரிசனங்கோப்பு வைத்தியர்

மகாதேவ ஐயர் குணமாக்கியதும். சுமார் நாற்பத்தைந்து ஆண்டுகள் பழசான சம்பவம் அது. வைத்தியத்தை ஒரு வேள்வி போல, தவம் போல, ஊழியம் போலச் செய்தவர் அவர். யாம் அன்று அவரைப் பெயர் சொல்லிக் குறிப்பதில்லை. தெரிசனங்கோப்பு வைத்தியர் என்று சொன்னால் போதும்.

கரிக்கேஸ் வண்டி ஏறத் துட்டு இல்லாதவர், மாட்டு வண்டி – சக்கடா வண்டியோ, வில் வண்டியோ, ஒத்தைக்காளைக் கூண்டு வண்டியோ, ரேக்ளா வண்டியோ இல்லாதவர், சைக்கிளுக்கும் புகலற்றவர், கால்நடையாக எட்டு மைல், பத்து மைல் நடந்து பண்டுவம் பார்க்கப் போவார்கள்.

“அங்க போயி மருந்து வாங்கிக் குடிச்சா, எந்த நாள்ப்பட்ட சொகக்கேடும் கொணமாகும். பின்னே ஒரு காரியம், கடுத்த பத்தியமாக்கும்” என்ற முதுமக்களின் உரையாடல் இன்றும் காதுகளில் நிற்கிறது.

அந்த வைத்தியரின் மகள்வழிப் பேரன் கோவை மருத்துவக் கல்லூரியில் எனது மகளுக்குப் பேராசிரியராக இருந்தார். அவர் டாக்டர் கி. மகாதேவன். இன்னொருவர், மகன்வழிப் பேரன், எனது நண்பரும், தீவிரத் தமிழ் இலக்கிய வாசகரும், புகழ்பெற்ற மருத்துவருமான இந்நூலாசிரியர் டாக்டர் எல். மகாதேவன்.

டாக்டர் எல். மகாதேவன், ஆயுர்வேத மருத்துவத்தில் எம்.டி. பட்டம் பெற்றவர். இந்தியா முழுக்கப் பயணம் செய்து பிணிகளுக்கு வைத்தியம் செய்கிறவர். உலகம் முழுக்கப் பயணம் செய்து நோய் தீர்ப்பவர். பல சிறு நூல்கள் எழுதியும் மருத்துவக் கருத்தரங்குகளில் உரையாற்றியும் மருத்துவம் படிக்கும் மாணவர்களுக்கு வகுப்புகள் எடுத்தும் அவர் செய்யும் சேவை மகத்தானது.

இந்த ‘உணவே மருந்து’ நூலின் ஆசிரியரும் அவரே. அவரது மருத்துவமனையின் பிற நிபுணர்களும் துணை நின்று ஆய்ந்து எழுதப்பட்ட நூலிது.

எனது பேற்றை வியக்காமல் என் செய? பேறு மாத்திரமன்றி நன்றிக் கடனும் ஆகும், அவரது நூலுக்கு இன்று நான் முன்னுரை எழுதுவது. யோசித்துப் பார்க்கையில், சமூகத்தின் சொறி சிரங்குக்கு அல்லது இளைப்புக்கு நானும் இன்று இலக்கியம் என்றொரு எண்ணெய் தயாரித்துக்கொண்டிருக்கிறேன் போலும். ஆனால் நோய் குணமாகியதா, குணமாகுமா என்பது வேறு கேள்வி!

ஆயகலைகள் அறுபத்து நான்கிலும் சமையற் கலை ஒன்றா என்றெனக்குத் தெரியாது. அப்படி இல்லை என்றாலும்கூட, அறுபத்தி ஐந்தாவது கலையாக அதனைச் சேர்த்துக்கொள்வது அவசியம்.

'பாரகம் அடங்கலும் பசிப்பிணி அறுக என ஆதிரை இட்டனள் ஆருயிர் மருந்து' என்பது மணிமேகலை. பசி என்பது பிணி என்றும் உணவு என்பது மருந்து என்பதும் கொள்கை. அஃதேதான் உணவே மருந்து என்பதுமாகும் ஒருவிதத்தில். இன்னொரு விதத்தில் உணவு என்பது எங்ஙனம் உடல் நோய்க்கு மருந்தும் ஆகிறது என்பதை எளிதாக விளக்கும் நூலிது.

உணவைப் பசிக்குத் தின்பாருண்டு, ருசித்து உண்பாருண்டு. அதைச் சற்றுக் கருத்துடன் கையாண்டால், 'மருந்து என வேண்டாவாம் யாக்கைக்கு' வேறு தனியாக என்பதை இந்நூல் தெளிவாக்குகிறது.

நமக்குத் தெரியும் ஆனியாடிச் சாரலும் கூதலும் அடித்தால் சுக்குக் காப்பி; மேலுக்கு அலுப்பாக இருந்தால் வெந்தயக் காடி; காய்ச்சல் மாறிய உடன் குருணைக் கஞ்சியும் பிரண்டை, வல்லாரை, பொடுதலை வதக்கிய இலைகொண்டு அரைத்த துவையல்; வயிற்றுப் பொருமலுக்கு மொளவச்சம்; நெஞ்சு வலிக்குப் புட்டு மாவு வறுத்து கிழிகட்டி ஒத்தடம்; மார்கழிக் குளிர் கொதுகொதுப்புக்குக் காணப்பருப்பு என்றெல்லாம். அது போன்று பற்பல செய்திகளை விஞ்ஞானப்பூர்வமாகத் தருகிறது இந்நூல்.

உணவு பற்றிய பல வரலாற்றுச் செய்திகள் காணப்படுகின்றன. எடுத்துக்காட்டாக, கிருஷ்ணதேவராயர் காலக் கல்வெட்டு அதிரசம் பற்றிக் கூறுகிறது என்பதும், அவர் காலத்திலேயே இட்லி இருந்திருக்கிறது என்பதும், திருப்பணியாரம், பிட்டு, தோசை என்பன இறைவனுக்குப் படைக்கப்பட்டன என்பதும் செய்திகளாகக் கிடைக்கின்றன. பொங்கல் என்று இன்று நாம் வழங்கும் உணவு சங்க காலத்திலேயே 'கும்மாயம்' எனும் பெயரில் நடப்பில் இருந்திருக்கிறது என்பது போன்ற பல செய்திகள்.

எதை, எப்படி, எவ்வளவு உண்ணல் தகும் என்பன போன்ற தகவல்கள் மிகப் பயனுள்ளவை. குறிப்பாக, உணவில் இனிப்பை முதலிலும் கசப்பைக் கடைசியிலும் பாவிக்க வேண்டும் என்பது. மேலும் தயிரை இரவில் உண்ணக் கூடாது என்பதும் சூடாக்கி உண்ணக் கூடாது என்பதும். இன்னுமோர் காரியமான குறிப்பு, எக்காரணம் கொண்டும் தேனைச் சூடாக்கி உண்ணக் கூடாது என்பது.

உணவில் மிக நாட்டமுடையவன் எனும் தன்மையால் என்னை ஆர்வப்படுத்தியவை கொள்ளுப் புட்டு, பிரண்டைத் தோசை, சுண்டைக்காய்த் துவட்டல், நெல்லிக்காய்த் தயிர்ப் பச்சடி, கரும்புச்சாறு ரசம், பிரண்டைப் புளிக்குழம்பு என்பன. இதற்கு முன் நான் கேள்விப்பட்டிராததும்கூட.

முக்கியமாக வாசகன் தெரிந்துகொள்ள வேண்டியதொன்று, இஃதோர் சமையல் புத்தகம் அல்ல என்பதும், இஃதோர் மருத்துவ ஆய்வு நூல் என்பதும் ஆகும். இந்த நூலின் நோக்கம், நாம் உண்ணும் உணவிலுள்ள சத்துகள், மருந்துகள், பயன்கள் பற்றிப் பேசுவது. உடலில் எந்தக் குறைபாட்டுக்கு அல்லது நோய்க்கு என்ன உண்ண வேண்டும் எனும் அரிய தகவல்கள் அடங்கியது.

மேலும் பயனுள்ள தகவல்கள் வாதம், பித்தம், கபம் எனும் தோஷம் செய்பவை பற்றியவை. சேப்பங்கிழங்கு வாத, கப தோஷமுண்டாக்கும், நல்ல மருந்தின் குணத்தைக் கெடுக்கும் என்பன போன்ற தகவல்கள். சேப்பக்கிழங்கு சேராத சாம்பாரை எனக்குக் கற்பனை செய்ய இயலவில்லை. ஆனால் வேண்டாத வற்றைத் தவிர்ப்பதைத்தானே பத்தியம் என்கிறோம்!

சாதாரணமாக ஆராய்ச்சி நூல்கள் வாசிக்க அலுப்பூட்டு வதாக அமைந்திருக்கும். மாறாக இந்த நூல் நல்ல வாசிப்பு சுவாரசியம் கொண்டதாக அமைந்துள்ளது.

உணவைக் கலோரியாக மட்டும் கருதாமல், வயிற்றுப் பையைக் குலுக்கி நிறைப்பதாக மட்டும் கருதாமல், தீட்டி வைத் திருக்கும் நாவுக்குத் தீனியாக மட்டும் நினைக்காமல் அதையோர் மருந்தாகவும் கொண்டால் –

> உட்செவி திறக்கும், அதன்கண் ஒளிதரும்,
> அக்கினி தோன்றும், ஆண்மை வலியுறும்,
> திக்கெலாம் வென்று ஜயக்கொடி நாட்டலாம்,
> கட்செவி தன்னைக் கையிலே எடுக்கலாம்,
> விடத்தையும் நோவையும் வெம்பகை யதனையும்,
> துச்சமென் றெண்ணித் துயரிலா திங்கு
> நிச்சலும் வாழ்ந்து நிலைபெற் றோங்க

எனும் பாரதி வரிகளை மேற்கொண்டால், நோயற்ற வாழ்வு நாம் வாழலாம்.

தமிழறிந்த யாவர் வீட்டிலும் கையேடாக இருக்க வேண்டிய நூலிது.

செய்ந்நன்றிக் கடன்போல, இந்த முன்னுரை எழுத வாய்ப் பளித்த தெரிசனங்கோப்பு வைத்தியர் ஸ்ரீ ஒய். மகாதேவ ஐயர் நிறுவிய ஸ்ரீ சாரதா ஆயுர்வேத மருத்துவமனை மருத்து வர்களுக்கும் டாக்டர் எல். மகாதேவன் அவர்களுக்கும் வாழ்த்துக்கள்.

நாஞ்சில் நாடன்

கோவை 641 005
15.07.2008

முன்னுரை

உணவே மருந்து என்னும் தலைப்பில் நடை முறையில் காணக்கிடைக்கின்ற உணவுகளையும் அனு பவத்தின் வாயிலாகக் கிடைக்கப்பெற்ற அறிவையும் கொண்டு இந்நூல் தொகுக்கப்பட்டுள்ளது. நம்முடைய சரீரம் அன்ன மயத்தினால் ஆனது. 'ஆஹார ஸம்பவம் வஸ்து:' என்கிறது ஆயுர்வேதம். ஒருவனுடைய ஆரோக்கியமும், நோயும் அவன் உண்ணும் உணவையே சார்ந்திருக்கின்றன. உணவில் ஏற்படும் தவறுகளினால் அஜீரணம் உண்டாகிறது. இந்த அஜீரணத்தினால் ஆமம் என்னும் நச்சுத்தன்மை உருவாகி எல்லா அணுக்களையும் கெடுக்கிறது. பழைய காலத்தில் உண்ணுதல் என்பது ஒரு பூஜையாக இறை வழிபாடாகக் கருதப்பட்டது. உடலின் உள்ளே குடிகொண் டிருக்கும் அக்னி ஸ்வரூபமாகிய இறைவனுக்கு நாம் கொடுக் கின்ற ஆஹுதியே உணவாகும். பழைய காலத்தில் சூரியன் உதயமானபின் ஒரு முறையும், சூரியன் அஸ்தமனமான பின் ஒரு முறையும் உண்டார்கள். காபி, டீ போன்ற பானங்கள், நொறுக்குத் தீனிகள் இருந்ததில்லை. பட்சணங் கள், பலகாரங்கள் போன்றவற்றை ஒரு சில பண்டிகைகள், விரதங்களை ஒட்டியே தயாரித்துவந்தார்கள். ஏகாதசி அன்று உபவாஸம் இருந்தார்கள். தீபாவளி அன்று எண்ணெய்ப் பலகாரங்களைச் சாப்பிட்டால் அதற்கு மருந்தாக தீபாவளி லேஹியம் செய்து சாப்பிட்டுவந்தார்கள். உணவைச் செரிக்கும் சக்திக்கு ஜடராக்னி என்று பெயர். வாத பித்த கபங்களும், தாதுக்களும் இந்த அக்னியையே சார்ந்திருக்கின்றன. ஆதலால் ஒருவன் தன்னுடைய அக்னியைப் பேணிப் பாதுகாக்க வேண்டும். அக்னி சீர்கேடு அடைவதாலேயே பல நோய்கள் வருகின்றன. சர்க்கரை

நோய், கொழுப்பு போன்றவை தவறான உணவு முறைகளாலேயே வருகின்றன. இவற்றையெல்லாம் அறிந்த மாமருத்துவராகிய வள்ளுவர் உணவின் பெருமைகளையும், தவறான உணவினால் வரும் நோய்களையும் அழகாகக் குறிப்பிட்டுள்ளார். 'மருந்து' என்ற அதிகாரத்தில்,

மருந்தென வேண்டாவாம் யாக்கைக்கு அருந்தியது
அற்றது போற்றி உணின்

என்று கூறுகிறார். ஒருவன் முன்பு உண்ட உணவு ஜீரணமாகி விட்டதா என்பதை நன்றாக அறிந்து பின்பு உணவு உட்கொள்வான் எனில் அவனுடைய உடலுக்கு மருந்து எதுவும் வேண்டாம் என்பது இதன் பொருளாகும். இந்த நிலையில் உண்ட உணவு செரிக்குமாயின் அவனுக்கு ஜீரணசக்தி அதிகரித்து, வாயு சீராகி, உணவில் விருப்பம், பசி போன்றவை காணப்படும். இதுவும் ஆயுர்வேதத்தில் கூறப்பட்டுள்ளது. உண்ட உணவு செரிப்பதற்கு முன்னால் உண்பதற்கு அத்யசனம் என்று பெயர். இது விஷத் தன்மை உடையது. இதையே வள்ளுவரும்,

அற்றால் அளவறிந்து உண்க அஃதுடம்பு
பெற்றான் நெடிதுய்க்கு மாறு

என்கிறார். முன்பு உண்டது ஜீரணமானதை அறிந்து அளவுடன் பின்பு உண்ண வேண்டும். அபூர்வமாகப் பெறப்பட்ட சரீரம் இதனால் பேணிப் பாதுகாக்கப்படும். மேலும்,

அற்றது அறிந்து கடை பிடித்து மாறல்ல
துய்க்க துவரப் பசித்து

என்கிறார். செரிமானம் ஆகும் உணவை மட்டும் பசி வந்தபின் உண்டுவந்தால் நோய் வருவதில்லை என்பது இதன் பொருள்.

ஆயுர்வேதத்தில் உணவைக் குரு (செரிப்பதற்குக் கனமானது) என்றும், லகு (செரிப்பதற்கு லகுவானது) என்றும் பிரிக்கிறார் கள். குரு வகை உணவை அரை வயிறு சாப்பிட வேண்டும். லகு வகை உணவை எவ்வளவு வேண்டுமானாலும் சாப்பிடலாம். உணவின் அளவை 'மாத்ரா' என்று குறிப்பிட்டு 'மாத்ரா அசிதீயம்' (அளவுடன் சாப்பிடுதல்) என்று ஓர் அத்தியாயத்தையே எழுதி யுள்ளார்கள்.

மாறுபாடு இல்லாத உண்டி மறுத்துண்ணின்
ஊறுபாடு இல்லை உயிர்க்கு

என்கிறது மற்றொரு குறள். உடலுக்கு ஒத்துக்கொள்ளும் உணவை மட்டுமே உண்டு வந்தால் நோய் வராது என்பது இதற்குப் பொருள். ஒத்துக்கொள்ளாத உணவிற்கு 'விருத்த ஆஹாரம்' என்று பெயர். சரக ஸம்ஹிதை ஸூத்திர ஸ்தானத்தில் ஒன்றுக்கொன்று

ஒத்துக்கொள்ளாத உணவுகள்பற்றி நிறைய குறிப்புகள் காணக் கிடைக்கின்றன. உதாரணமாக, தேனும் நெய்யும் சேர்த்துச் சாப்பிடுவது, பழமும் மோரும் சேர்த்துச் சாப்பிடுவது போன்றவை உடம்புக்கு ஒத்துக்கொள்ளாதவையாகும்.

இழிவறிந்து உண்பான்கண் இன்பம்போல் நிற்கும்
கழிபேர் இரையான்கண் நோய்

செரிமானம் ஆகாமல் உண்ணும் பெரும் தீனிக்காரனிடம் அளவில்லாமல் நோய்கள் குடியிருக்கும்.

சரக ஸம்ஹிதையில் அதிகமான உணவு உட்கொள்ளு வதாலும் அஜீரணத்தினாலும் வரும் நோய்கள்பற்றி ஏராளமாகக் குறிப்பிடப்பட்டுள்ளன. உடல் பருமன், அஜீரணம், சோம்பல், வாந்திபேதி, அஜீரணத்தால் நினைவிழத்தல் போன்ற பல நோய் களைக் குறிப்பிடலாம்.

தீஅளவு அன்றித் தெரியான் பெரிதுண்ணின்
நோய்அளவு இன்றிப் படும்.

மேலும் உணவானது ஒரு மனிதனுடைய மனச் செயல் பாட்டையும் நிர்ணயிக்கின்றது. அமைதியான வாழ்க்கைக்கு ஸாத்விக குணம் நிறைந்த உணவுகளும், உணர்ச்சி நிறைந்த வாழ்க்கைக்கு ரஜோ குணம் நிறைந்த உணவுகளும், அறியாமை யில் மூழ்குவதற்கு தமோ குணம் நிறைந்த உணவுகளும் காரண மாகின்றன. இவையெல்லாம் ஆயுர்வேத நூற்களில் விரிவாகக் குறிப்பிடப்பட்டுள்ளன.

உணவை அன்னம் என்று நாம் குறிப்பிடுகிறோம். 'அத்யதே இதி அன்னம்' என்கிறது வேதம். சாப்பிடப்படுவதால் இதற்கு அன்னம் என்று பெயர் வந்தது. உண்ணப்படுவதால் உணவு என்று நாம் அதைத் தமிழில் கூறுகிறோம். மனிதனுக்கு ஆதி யிலேயே இரண்டு நோய்கள் தோன்றின.

1. பசி
2. நீர்வேட்கை.

பசியைத் தணிப்பதற்கு உணவு மருந்தாகவும், தாகத்தைத் தணிப்பதற்குத் தண்ணீர் மருந்தாகவும் கூறப்பட்டுள்ளது. பழைய காலத்தில் பலவிதமான உணவு வகைகளையும், காய்கறி வகை களையும், மாமிஸ வர்க்கங்களையும் கண்டுபிடித்துச் சமைத்து உண்டிருக்கிறார்கள். நோயுற்றவனுக்குக் கஞ்சி ஓர் உணவு என்பதை அறிந்திருக்கிறார்கள். 'உணவெனப்படுவது நிலத்தோடு நீரே' என்கிறது புறநானூறு.

இயற்கையைச் சார்ந்தே மனிதனுடைய உணவு அமைந் திருக்கிறது. உடம்பு உயிரைத் தாங்க வேண்டுமெனில் அதற்கு

உணவு வேண்டும். 'உண்டி முதற்றே உணவின் பிண்டம்' என்று கூறப்படுகிறது. 'உண்டி கொடுத்தோர் உயிர் கொடுத்தோரே' என்று மணிமேகலையில் காணப்படுகிறது. உணவுகள் நாட்டுக்கு நாடு, தேசத்திற்குத் தேசம், மாவட்டத்திற்கு மாவட்டம், இனத்திற்கு இனம் வேறுபடுகிறது.

உணவை 'அமிர்தம்' என்றும் அழைக்கலாம். தமிழில் அமிர்தத்தை அமிழ்தம் என்று அழைப்பார்கள். பத்துப்பாட்டில் அவிழ் என்பது உணவாகக் குறிப்பிடப்படுவதைக் காணலாம். இச்சொல் வகரம் மகரமாகி அமிழ்தம் என்றாகியது. அமிழ் தத்தின் திரிபே அமுது. அமுது என்பது உணவு அல்லது பால். பழைய காலத்தில் உணவில் அசைவம் முக்கியப் பங்கு வகித் திருக்கிறது.

கேரளாவிலும் தமிழ்நாட்டிலும் உள்ள கோவில்களில் மடப் பள்ளி என்று ஓர் இடம் உண்டு. அங்கு இறைவனுக்கு நைவேத்யம் தயாரிப்பார்கள். தமிழில் இதற்குத் திருப்பணியாரம் என்று பெயர். அழகர் கோவிலில் அடையும் புளிச் சோறும் நைவேத்யமாகத் தயாரிக்கப்படுகின்றன. அதிரசம் முக்கியமாகப் பெருமாள் கோவில் களில் படைக்கப்படுவது. அதிரசம் என்றால் அதிகமான இனிப்புச் சுவை உடையது என்று பொருள். கிருஷ்ண தேவராயர் காலத்துக் கல்வெட்டு ஒன்றில் அதிரசத்தைப் பற்றிய குறிப்புகள் உள்ளன. தோசையும் பழைய காலத்தில் இறைவனுக்கு அமுதாகப் படைக்கப் பட்டது. வடமொழிக் கிரந்தங்களில் இதற்கு 'உத்காரிகை' என்று பெயர். இட்லி என்பது இட்டு அவி என்ற வார்த்தையிலிருந்து வந்தது. கிருஷ்ண தேவராயர் காலத்திலேயே இட்லி இருந்திருக்க வேண்டும். காஞ்சி ஏகாம்பரநாதர் கோவிலில் பிட்டு வழங்கப் படுவதை நாம் பார்க்கிறோம். தெரிசனங்கோப்பு ஸ்ரீதரநங்கை அம்மன் கோவிலில் வெள்ளிக்கிழமை தோறும் பிட்டு வழிபாடு பெரிய வழிபாடாகக் கருதப்பட்டது. ஆடிமாதம் செவ்வாய்க் கிழமை தோறும் குமரி மாவட்டத்திலுள்ள ஔவையார் கோவிலில் பெண்கள் கொழுக்கட்டை வழிபாடு செய்வார்கள். கொழுக்கட்டை யும் பொங்கலும் பாரம்பரிய உணவுகளே. பானகமும் ஒரு பாரம்பரிய பானம் என்று கூறினால் அது மிகையல்ல.

அன்றாட வாழ்விற்குப் பயன்படும் பழமை மாறாத மருத்துவக் குணமுள்ள உணவு முறைகளைப் பலவித தலைப்புகளின் கீழ்க் கொடுத்துள்ளோம்.

இந்த நூலுக்கு 'நன்றிக் கடன்' என்னும் தலைப்பில் அணிந்துரை நல்கி புத்தகத்தை மேலும் அழகுறச் செய்த திரு. நாஞ்சில் நாடன் அவர்களுக்கும், பிழை திருத்தங்கள் செய்து செம்மைப் படுத்தித் தந்த திரு. எம்.எஸ். அவர்களுக்கும், இந்தப் படைப்பை வெளியிடும் 'காலச்சுவடு' பதிப்பகத்திற்கும் எங்களது மனமார்ந்த நன்றியினைத் தெரிவித்துக்கொள்கிறோம்.

இவற்றையெல்லாம் நன்றாகப் பயன்படுத்தி ஸப்த தாதுக்களின் ஸாரங்களாகிய ஓஜஸைப் பெற்று நீடூழி வாழ வேண்டும் என்று பகவான் ஸ்ரீதன்வந்தரியையும், அகத்திய முனிவரையும், மாதா அன்னபூர்ணேஸ்வரியையும் வேண்டிக்கொள்கிறோம்.

மருத்துவக் குழு

சொல்லும் உலகம் துயரற்று இருந்திடவே
வெல்லும் உபாயம் விரும்பியசீர் – நல்லுரவோன்
மன்வந்தரம் போற்ற மாமருந்து நூற்கண்ட
தன்வந்தரி தாள் சரண்.

பிரார்த்தனை

தர்மார்த்த காமமோக்ஷாணாம்
ஆரோக்யம் மூலம் உத்தமம்

அறம், பொருள், இன்பம், வீடு இந்நான்கையும் பயக்க உறுதுணையாக இருப்பது ஆரோக்கியமே.

ஆவஹந்தீ விதன்வானா குர்வாணா சீரமாத்மன:
வாஸாம்ஸி மம காவஸ்ச அன்னபானேச ஸர்வதா
ததோ மே ச்ரியமாவஹ

(தைத்தரீய உபநிஷத்து)

இறைவா! அணிவதற்கு ஆடையும் உண்ண உணவும் நீரும், பலவகைகளில் உதவும் பசுக்களும் எனக்கு நீண்ட ஆயுள் முழுவதும் எப்போதும் குறைவற்றுக் கிடைக்கு மாறும் அவை எனக்கு எப்போதும் சுகமளிக்குமாறும் தானே பல்கிப் பெருகுமாறும் அமையத்தக்க செல்வத்தை என்னிடம் கொண்டுசேர்த்து அருள்வாயாக!

வர்ஷந்து தே விபாவரி
திவோ அப்ரஸ்ய வித்யுத
ரோஹந்து ஸர்வ பீஜானி
அவ ப்ரம்ம த்விஷோ ஜஹி

(ருக்வேதம்)

இறைவா! உன் அருளால் ஆகாயத்தின் மின்னல் நிறைந்து நீர் தாங்கிய மேகங்கள் கவிழ்ந்து நின்று மழை பொழியட்டும். எங்கும் எல்லாத் தானியங்களும் நிறைய விளையட்டும்.

சிவா ந: சந்தமா பவந்து
திவ்யா ஆப ஔஷதய:

(தைத்திரீயாரண்யகம்)

மங்களமே உருவான ஒளிமிக்க ஜலமும் ஔஷதிகளும் நமக்கு மேலும் சிறப்புடன் நன்மை புரிபவைகளாகட்டும்! ஈசன் அருள் புரிவானாக!

வாஜஸ்ச்ச மே ப்ரஸவஸ்ச்ச மே ப்ரயதிச்ச மே
ப்ரஸிதிஸ்ச்ச மே தீதிச்ச மே ருதுச்ச மே கல்ப்பதாம்

(சமகம்)

இறைவா! எனக்கேற்ற உணவு நிறைய விளையட்டும், விளையும் உணவை எனது தேவைக்கேற்பப் பெறுவதற்கு வாய்ப்பு எளிதில் கிட்டட்டும். கிட்டும் உணவு, சுத்தமானதாக இருக்கட்டும். அதனைப் புசிக்க எனக்கு விருப்பும் ஈடுபாடும் அமையட்டும். இந்த வாய்ப்பைப் பெறத் தகுதி பெறுவதற்காக நான் நல்ல பணிகளிலேயே ஈடுபட்டிருப்பேனாக!

நமோ ருத்ரேப்யோ யே ப்ருத்வியாம் யே அந்தரீக்ஷே யே திவி
யேஷாம் அன்னம் வாதோ வர்ஷ மிஷவ: தேப்யோ நம:

(ருத்ரம்)

இறைவா! பூமியில் உணவிலும், வானவெளியில் காற்றிலும், வானில் மழையிலும் அச்சுறுத்தி அழவைக்கக் கூடிய மாறுதல்களை ஏற்படுத்தும் உமது கோர உருவங்களான ருத்திரர்களுக்கு எமது வணக்கங்கள். எம் வாழ்விற்கு மிக அவசியத் தேவையான உணவும் காற்றும் மழையும் பயத்தை விளைவிப்பவைகளாக மாறாமல் இதமானவைகளாக ஆக்கி அருள்வாயாக!

யோ வ: சிவதமோ ரஸ
தஸ்ய பாஜயதேஹ ந:
உசதீரிவ மாத்ர:

(ஸந்தியாவந்தனம்)

ஜலத்தில் உறைந்துள்ள தேவதைகளே! தங்களது மங்களகரமானவற்றுள் மிகச்சிறந்த பலம் புஷ்டி தரக்கூடிய சத்தை நாங்கள் பெறுமாறு அருள வேண்டும். தாம் பெற்ற சிசுவிடத்தில் அளவு கடந்த பாசம் கொண்ட தாய்மார்கள் போன்று துணையாக நின்று இந்தச் சத்தை எமக்கு அளிக்க வேண்டும்.

ஆபோ ஹி ஷ்டா மயோ புவ:
தா ந ஊர்ஜே ததாத ந:
மஹே ரணாய சக்ஷஸே

(ஸந்தியாவந்தனம்)

ஜலமே! சுகம் உன்னிடமிருந்து பிறக்கிறது. உன் உதவி கொண்டுதான் எங்களால் சுகத்தை அனுபவிக்க முடிகிறது. அதனால் இந்த உடலில் உற்சாகம் குறையாதிருக்க உதவும் உணவை எங்களுக்கு நீ தரவேண்டும். அறிவு மிகப் பெரியது, மிக அழகானது. அதையும் நீதான் தரவேண்டும்.

வாங் ம ஆஸன் நஸோ: ப்ராண:
அக்ஷயோ சக்ஷு: கர்ணயோ: ச்ரோத்ரம்
பாஹ்வோர் பலம் ஊருவோர் வோஜ:
அரிஷ்டா விச்வான்யஹானி தனூ:
தனுவா மே ஸஹா நமஸ்தே அஸ்து மா மா ஹின்ஸி

(தைத்திரியோபநிஷத்து)

இறைவா! உனதருளால் பெற்ற அறுசுவை உணவை உண்ட தால் நிறைவு பெற்ற எனக்கு வாயில் பேசும் சக்தியும், மூக்கில் பிராண சக்தியும், கண்களில் பார்வையும், காதுகளில் கேட்கும் சக்தியும், கைகளில் வலிவும், தொடைகளில் நடைக்கான தெம்பும் ஏற்பட்டுள்ளது. முன் விலவிலத்து நின்ற எல்லா அவயவங்களும் உணவிற்குப் பின் பலம் பெற்று உட்புலன்களும் வெளிப்புலன் களும் தெளிவு பெற்றன. அதற்காக உன்னை வணங்குகிறேன். இதே நிறைவுடன் வாழ்நாள் முழுவதும் வேதனையற்றவனாக வாழ அருள்வாயாக!

இச்சாஅபிகாதா பயசோக ஹதே அந்தரக்நௌ
பாவாந் பவாயா விதரேத் கலு சக்யரூபான்

(ஸுச்ருதர்)

வயிற்றில் ஜீரணசக்தி குறைவதற்குத் தன் விருப்பம் நிறை வேறாதிருத்தல், பயம், சோகம் போன்ற மனநிலைக் கோளாறும் காரணமாகலாம். பொது மருத்துவத்துடன் மன விருப்பத்தை நிறைவேற்றுவது, பயத்தை நீக்குவது, சோகத்தை அகற்றுவது போன்ற மன நிலையைச் சமனப்படுத்த உதவும் முறைகளையும் முடிந்தவரை கையாள்வது அவசியம்.

ராகாதிரோகாந் ஸதாதாநுஷ்க்தாந்
அசேஷகாயப்ரஸ்ருதாநசேஷாந்.
ஔத்ஸுக்யமோஹாரதிதாந் ஜகாந
யோபூர்வவைத்யாய நமோஸ்து தஸ்மை

(அஷ்டாங்கஹ்ருதயம்)

உடலுடன் கூடவே பிறந்தும், ஆயுள் முழுவதும் தொடர்ந் தும், உடல் முழுவதும் பரவி நின்றும், கிட்டாத விஷயத்தில் நப்பாசையால் ஏற்படும் இனம் தெரியாத வேதனை, கலக்கம், எதிலும் ஈடுபட முடியாதபடி நிலைகொள்ளாமை இவைகளைத்

தந்தும், துன்புறுத்தும் காமம், க்ரோதம் முதலிய மனநோய்களை யும், உடல் நோய்களையும் வேருடன் அழித்தருளும் அபூர்வ வைத்யனான பரமேச்வரனுக்கு எனது நமஸ்காரங்கள்.

அன்னம் பலாய மே பூமாவ்யோம அக்னி அனலஸ்ய ச
பவத்வேதத் பரிணதம் நமஸ்த்வ வியாகதம் ஸுகம்

(போஜனகாலத்தில் கூறும் மந்திரம்)

இறைவா! எனக்கு அளிக்கப்பெற்றிருக்கும் உணவு உடல் வலிவைத் தரட்டும். எனது உடற்கூறாக அமைந்துள்ள ஐம்பூதங் களின் சேர்க்கையில் தேய்வை நிரப்புமளவில் இவை பரிணாம மடைந்து சேரட்டும். எனக்குச் சிறிதுகூடத் தடையுறாத சுகம் அமையட்டும். இதனை அருள்வாயாக!

நிலமும் திணையும் உணவும்

பண்டையத் தமிழர்கள் நிலத்தை ஐந்து வகை யாகப் பிரித்திருந்தனர். அவை குறிஞ்சி, முல்லை, மருதம், நெய்தல், பாலை எனப்படும்.

குறிஞ்சி

இங்கு தினை விளைந்தது. குறவர்கள் தினையைப் பயிரிட்டு வந்தனர். இவர்கள் உடும்பு இறைச்சி, மான் கொழுப்பு, பன்றித் தசை, தேன், கள் போன்றவற்றை உண்டதாக மதுரைக் காஞ்சி வரிகள் தெரிவிக்கின்றன. பலாப்பழத்தின் விதை, புளிய விதை இவற்றையும் இவர்கள் உண்டனர். தேனையும் கிழங்கையும் பிற இனத்தவர்களுக்கு விற்று அதற்குப் பதில் மீனும் நெய்யும் வாங்கிச் சென்று உள்ளனர். நெருப்பை உண்டாக்கும் கட்டைகளைக் கண்டு பிடித்தனர். விலங்குகளை வேட்டையாடி அவற்றை உணவாக்கினர். திருமுருகாற்றுப்படையில் நக்கீரர் குறிஞ்சி நில மக்களின் உணவைப் பற்றிக் கூறுகிறார். நிலம் செழிப்பு மிக்கதாக இருந்திருக்கிறது. இஞ்சி, மஞ்சள், மிளகு போன்றவைகளும் அந்தக் காலத்திலேயே இருந் திருக்கின்றன.

முல்லை

முல்லை நில மக்கள் தினையரிசிச் சோறு, பால், தயிர், மோர், நெய், வான்கோழி, முயல் இறைச்சி, மான் இறைச்சி இவற்றை உண்டனர். தயிர் கடைவதில் இவர்கள் சிறந்தவர்கள். ஆடு, மாடுகளை மேய்த்தனர்.

மருதம்

மருதநில மக்களிடையே நாகரிகம் நன்றாக வளர்ந்திருந்தது. அவர்கள் நிலத்தை உழுது பயிர் செய்து வாழ்ந்தனர். செந்நெல் இவர்களது முக்கிய உணவு. இது 'இரக்தசாலி' என்று ஆயுர் வேதத்தில் குறிப்பிடப்படுகிறது. இதை முதலில் கொண்டு வந்தவர்கள் மருத நிலத்து மக்களே. இவர்கள் கரும்புச் சாறைக் குடித்தனர். நண்டு, பீர்க்கங்காய் முதலியவற்றையும் உண்டனர். பலாப்பழம், இளநீர், வாழைப்பழம், நொங்கு முதலியவை நிறையக் கிடைத்தன. நாகரிகம் பிறந்தது மருத நிலத்தில் தானோ என்று தோன்றுகிறது.

நெய்தல்

நெய்தல் நில மக்கள் பரதவர்கள் என்று அழைக்கப்பட்டார்கள். மழைக் கடவுளைத் தெய்வமாகக் கொண்டாடினர். கடலில் வலை வீசி மீன் பிடித்து வந்தனர். உப்பைக் கண்டுபிடித்தனர். கடல் சார்ந்த பொருட்களை உணவாக உண்டனர்.

பாலை

தமிழகத்தில் எது பாலை என்று தெரியவில்லை. இந்நில மக்கள் விலங்குகளை வேட்டையாடிக் கொன்று தின்றனர். பன்றி மற்றும் ஆமையின் இறைச்சியை உண்டனர். கள் அருந்தினர். உடும்புப் பொரியல் இவர்களுக்குப் பிடித்தமான உணவாக இருந்தது.

இப்போது உண்ணும் முறைகள் மாறிவிட்டன. நாகரிகமும் மாறியது. சாப்பாடு வந்தது. இட்லி, தோசை வந்தது. புலால் வந்தது. காஷ்மீர் புலாவு வந்தது. கோபி மஞ்சூரியன் வரை வந்துவிட்டது.

இன்று எல்லாவற்றிற்கும் ஆயுர்வேத விளக்கம் சொல்ல வேண்டிய ஒரு நிலை ஏற்பட்டுவிட்டது.

நமது நாட்டில் ஒவ்வொரு இடத்திலும் ஒவ்வொரு விதமான உணவு வகை இருந்து வருகிறது. வடக்கே கோதுமையை உண்டார்கள். சோறு 'பாத்' என்று அழைக்கப்பட்டது. அதற்குத் துணை உணவாகக் காய்கறிகளைப் பயன்படுத்தி வருகிறார்கள். மகாராஷ்ட்ர தேசத்தில் கோதுமை, சோளம், கம்பு, ராகி இவற்றால் செய்த ரொட்டி, அடை போன்றவையே முக்கிய உணவு. கர்நாடக தேசத்தில் உள்ளவர்கள் நெல், சோளம், கம்பு, தினை, ராகி, சாமை முதலியவற்றைப் பயன்படுத்துகிறார்கள். நமது தமிழ்நாட்டில் அரிசியும் சோளமும் முக்கிய உணவாக

இருந்தன. இன்று அரிசியையே அதிகமாகப் பயன்படுத்தி வருகிறோம்.

நல்ல குடும்பத்தில் பிறந்து, குழந்தைப் பருவத்தைக் கடந்து, மங்கைப் பருவத்தை அடைந்து திருமணமாகிக் கணவன் வீட்டிற்குச் செல்லும் பெண்களுக்குப் பழைய காலத்தில் உணவு செய்யும் முறைகளைச் சொல்லிக்கொடுத்தார்கள்.

உணவு இல்லையேல் வனப்பு, பலம், புகழ்ச்சி, ஆசை, ஆசாரம், பேச்சு முதலியவை குறைந்து கெடுதல் உண்டாகும்.

சாந்தோக்கிய உபநிஷத்தில் உள்ள ஒரு மந்திரத்தைப் பாருங்கள்:

ஆஹாரசுத்தௌ ஸத்வசுத்தி: ஸத்வசுத்தௌ த்ருவா ஸ்ம்ருதி:
ஸ்ம்ருதிலம்பே ஸர்வக்ரந்தீனாம் விப்ரமோக்ஷ:

இதன் தாத்பர்யம், உணவு சுத்தமானால் மனமும் சுத்த மாகிறது. மனம் சுத்தமானால் ஆத்மஞானம் உண்டாகிறது. ஆத்மஞானத்திலிருந்து பூர்வஜன்ம வாசனைகள் அழிகின்றன. இங்கு உணவு என்றால் இந்திரியங்கள் அனுபவிக்கும் சப்தம், ஸ்பர்சம், ரூபம், ரஸம் மற்றும் கந்தங்கள் ஆகும்.

உத்தமமான உணவை உண்பவன், சரியான வேளையில் உண்பவன், அளவாக உண்பவன் ஆகியோர் ஆரோக்கியமும், புத்தி சாமர்த்தியமும், நற்பண்புகளும் உள்ளவர்களாக வாழ்வார்கள். அவர்களை எந்த நோயும் அணுகாது.

இனிவரும் அத்தியாயங்களில் உணவின் ஆதாரமாகிய அறுசுவைகளையும், குணங்களையும், பலவகை உணவுகளையும் அவற்றின் மருத்துவப் பலன்களையும் ஆராய்வோம்.

உணவு எனும் அமுதம்

அறுசுவை உணவு

ஆயுர்வேதத்தில் உணவுகள் எல்லாம் அறுசுவையை ஆதாரமாகக் கொண்டுள்ளன. அறுசுவை பஞ்ச பூதங்களை ஆதாரமாகக் கொண்டது. உலகத்திலுள்ள அனைத்து வஸ்துக்களும் உணவு உட்பட பஞ்ச பூதங்களையே ஆதாரமாகக் கொண்டுள்ளன.

ஆகாரம் சுவையை ஆதாரமாகக் கொண்டுள்ளது என்ற கருத்தை நாம் அறிந்திருக்கிறோம்.

சுவையும் பஞ்சபூதங்களும்

- இனிப்பு பூமியையும் நீரையும்
- புளிப்பு நெருப்பையும் பூமியையும்
- உப்பு நீரையையும் அக்னியையும்
- கசப்பு வாயுவையும் ஆகாயத்தையும்
- காரம் அக்னியையும் வாயுவையும்
- துவர்ப்பு பூமியையும் வாயுவையும்

ஆதாரமாகக் கொண்டுள்ளன.

இனிப்பு

பிறந்தது முதல் உடலுக்கு இனிப்புச் சுவை ஏற்றதாக இருக்கிறது. சர்க்கரை நோயுடன் பிறக்கும் குழந்தை

களுக்கு இக்கருத்து பொருந்தாது. பொதுவாக இனிப்புச் சுவை தாதுக்களுக்குச் சிறந்த பலம் அளிக்கும். எலும்புருக்கி நோயாளி களுக்குச் சிறந்தது. உடலைப் பருக்கச் செய்யும். தாய்ப்பாலை விருத்தி அடையச் செய்யும். எலும்பு முறிவை ஒட்டவைக்கும். செமிப்பதற்குச் சற்று கடினம். தலைச்சுற்று, மயக்கத்தைப் போக்கும். வாத பித்தங்களைத் தணிக்கும். கபத்தை விருத்தி செய்யும்.

அதிகமாகப் பயன்படுத்துவதால் கொழுப்பு, கபம் முதலி யவை அதிகரிக்கும். உடல் பருத்தல், பசிக் குறைவு, பிரமேகங்கள் போன்ற நோய்களை உருவாக்கும். சோம்பல், மெத்தனம் போன்றவை மனஅளவில் அதிகரிக்கும்.

பால், கரும்பு, தேன் போன்றவை இனிப்புச் சுவை கொண்டவை.

புளிப்பு

புளிப்புச் சுவை பசியைத் தூண்டும். நெய்ப்புத் தன்மை உடையது. இருதயத்திற்குச் சிறந்தது. ருசியை உண்டாக்கும். உஷ்ண வீரியம் உடையது. நிறைவை ஏற்படுத்தும். மலத்தை உடைத்து வெளியேற்றும். எளிதில் செரிக்கும் குணம் உடையது. கபம், பித்தம், ரக்தம் இவற்றை அதிகரிக்கும். எளிதில் வெளிவர முடியாத உள்ளடங்கிய வாயுவை வெளியேற்றும்.

புளிப்பு அதிகமாக உட்கொண்டால் உடல் தளர்ச்சி, பார்வை மங்கல், தலை சுற்றல், பாண்டு, சொறி, கரப்பான், வீக்கம், கொப்பளம் போன்றவை ஏற்படும். மன அளவில் எரிச்சலையும், கடுப்புத் தன்மையையும், சிடுசிடுப்பையும் உண்டுபண்ணும்.

நெல்லிக்காய், புளி, புளிவஞ்சி, மாதுளை, மோர், எலுமிச்சை, இலந்தை, உப்பு, காடி, மா, கிடாரங்காய் போன்றவை புளிப்புச் சுவை கொண்டவை.

உவர்ப்பு

இறுகிப் போன தோஷங்கள், அடைப்புகள், மலக்கட்டு போன்றவற்றை நீக்கும். பசியைத் தூண்டும். வேர்வையை உண்டாக்கும். வீக்கம் முதலியவற்றை ஏற்படுத்தும்.

அதிகமாக உபயோகித்தால் வாத ரக்தம், தலை வழுக்கை, நரை, நாவறட்சி, தோல் நோய் போன்றவற்றை உண்டாக்கும். அதிகமாக உப்பு எடுப்பவர்கள் உணர்ச்சி வசப்படுபவர் களாகவும், கோப தாபங்கள் உடையவர்களாகவும், இரத்தக் கொதிப்பு உடையவர்களாகவும் காணப்படுவார்கள்.

சமையல் உப்பு, இந்துப்பு போன்றவை உவர்ப்புச் சுவை கொண்டவை.

கசப்பு

மருத்துவ ரீதியாக இனிப்பிற்குப் பிறகு கசப்பே ஏற்றுக் கொள்ளக்கூடிய (ஸாத்ம்யம்) சுவை என்று குறிப்பிடலாம். கிருமி, உடல் எரிச்சல், இரத்தப் போக்கு, மூர்ச்சை, தோல் நோய்கள், எரிவு போன்றவற்றைப் போக்கும். கொழுப்பை வற்ற வைக்கும், மலம், சிறுநீரைச் சுண்டச் செய்யும், எளிதில் ஜீரணமாகும். குளிர்ச்சியானது, வறட்சியானது, தொண்டையைச் சுத்தம் செய்யும்.

அதிகமாகப் பயன்படுத்தினால் தாதுக்கள் குறைவதுடன், வாத சம்பந்தமான நோய்கள் உண்டாகும். மனதில் வறட்சியும், சிந்திக்கும் ஆற்றலில் குறைபாடும், எண்ணங்ளை வேகமாகச் செலுத்த இயலாத தன்மையும் ஏற்படும்.

புடலங்காய், சந்தனம், வேம்பு, நிலவேம்பு, மஞ்சள், போன்றவை கசப்புச் சுவை கொண்டவை.

காரம்

காரமானது தொண்டை நோய், தோல் தடிப்பு, குட்டம், வீக்கம் ஆகியவற்றைப் போக்கும். கொழுப்பை உலரச் செய்யும். அக்னியைத் தூண்டும். ஆமம் என்ற விஷத்தைப் பக்குவம் செய்யும். தோஷங்களை வெளியேற்றும். நாளங்களின் சிக்கல்களை அழிக்கும், கப நோய்களைப் போக்கும்.

அதிகமாகப் பயன்படுத்தினால் சுக்கிலக் குறைவு, பலக் குறைவு, அவயவங்களில் சுருக்கம், நடுக்கம், இடுப்பு, முதுகு முதலிய இடங்களில் வலி போன்றவை உண்டாகும்.

காரம், மனஅளவில் எரிச்சல், கோபம், உணர்ச்சி, உணர்ச்சிக் கட்டுப்பாடின்மை, பரபரப்பு, வேகம் முதலியவற்றை ஏற்படுத்தும்.

பெருங்காயம், சுக்கு, மிளகு, திப்பிலி, வாயுவிடங்கம், பித்தம், பசு மூத்திரம் போன்றவை கார்ப்புச் சுவை கொண்டவை.

துவர்ப்பு

துவர்ப்பு வாதத்தை அதிகரிக்கும், பித்த கபங்களைக் குறைக்கும், எளிதில் ஜீரணமாகாது, இரத்தத்தைச் சுத்தி செய்யும், காயங்களை ஆறச் செய்யும். சீத வீரியம் உடையது. கொழுப்பை வற்றச் செய்யும். மலத்தைக் கட்டும், வறட்சியானது.

அதிகமாகப் பயன்படுத்தும் போது வயிற்றுப் பொருமல், ஸ்தம்பிதம், மலச்சிக்கல், சுக்லக் குறைவு, உடல் இளைப்பு போன்றவற்றை உண்டாக்கும். மன அளவில் பொறாமை போன்றவற்றை ஏற்படுத்தும்.

கடுக்காய், தாணிக்காய், கடம்பு, முத்து, பவளம் போன்றவை துவர்ப்புச் சுவை கொண்டவை.

சுவைகளின் பொதுக் குணமும் விதிவிலக்கும்

- ஒரு வருடத்திற்கு மேற்பட்ட சம்பா நெல், ரவை, கோதுமை, சிறுபயறு, சர்க்கரை போன்ற இனிப்புப் பொருட்கள் பெரும்பாலும் கபத்தை விருத்தி செய்யும். தேன் இதற்கு விதிவிலக்கு.
- புளிப்புப் பொருட்கள் பித்தத்தை விருத்தி செய்யும். மாதுளை, நெல்லி போன்றவை இதற்கு விதிவிலக்கு.
- உப்பு கண்ணுக்குக் கெடுதல். இந்துப்பு இதற்கு விதிவிலக்கு.
- கசப்பான காரமான பொருட்கள் ஆண்மையைக் குறைக்கும். சீந்தில், பேய்ப்புடலை, சுக்கு, திப்பிலி ஆகியவை இதற்கு விதிவிலக்கு.
- துவர்ப்புப் பொருட்கள் மலத்தைக் கட்டும். கடுக்காய் இதற்கு விதிவிலக்கு.

உணவும் மனசும்

ஸாத்வீக உணவுகள்

அரிசி, கோதுமை, சம்பா அரிசி, தினை, அவல், இஞ்சி, சீரகம், மிளகு, கல்கண்டு, தேன், திராட்சை, பேரீச்சை, ஜாதிக்காய், வாதுமை, நல்லெண்ணெய், நெய், பசும்பால், வெண்ணெய், கத்திரி, கொத்தவரங்காய், வாழைக்காய், மாங்காய், மணத்தக் காளி, நார்த்தங்காய், சுண்டைக்காய், தேங்காய், நெல்லி, சேனைக் கிழங்கு, கீரைத்தண்டு, வாழைத்தண்டு, கறிவேப்பிலை, தூதுவளை, பொன்னாங்கண்ணி, வேப்பம்பூ, வாழைப்பழம், மலை வாழைப் பழம், பலாப்பழம், நாவல்பழம், கொய்யா, இளநீர் போன்றவை சாத்வீகக் குணம் நிறைந்த உணவுப் பொருட்களாகக் கருதப் படுகின்றன.

ராஜஸிக உணவுகள்

சவ்வரிசி, துவரை, கடலை, நிலக்கடலை, பெருஞ்சீரகம், கருஞ்சீரகம், புளி, மிளகாய், உப்பு, கடுகு, கொத்தமல்லி,

இலவங்கம், கசகசா, கடுகு எண்ணெய், வெள்ளாட்டு நெய், வெள்ளாட்டுப் பால், புடலங்காய், பூசணி, அத்தி, எலுமிச்சம் பழம், சர்க்கரைக் கிழங்கு, மாகாளி, வெற்றிலை, அன்னாசி போன்றவை ராஜஸ குணம் மிக்கவை.

தாமஸிக உணவுகள்

புழுங்கல் அரிசி, கேழ்வரகு, மொச்சை, கொள்ளு, எருமைப் பால், எருமைத்தயிர், எருமை வெண்ணெய், அவரை, முருங்கை, வெங்காயம், பூண்டு, உருளை, சீதாப்பழம், பனம்பழம், ஆமணக்கு எண்ணெய் போன்றவை தாமஸ குணம் மிகுந்ததாக கருதப் படுகின்றன.

உணவின் அளவு

சரியான அளவில், சரியான இடத்தில், சரியான காலத்தில் உண்ணுதல், சரியான உணவுக் கலவையை உண்ணுதல், அஜீரண நிலையில் உண்ணுவதைத் தவிர்த்தல், தீமையை விளைவிக்கிற உணவுகளை அறிந்து அவற்றை உண்ணாமல் இருத்தல், உண்டவுடன் மீண்டும் உண்ணுவதைத் தவிர்த்தல் போன்றவை யெல்லாம் ஆயுர்வேதத்தில் விளக்கப்பட்டுள்ளன.

அளவோடு உண்ணுதல் என்ற கருத்து மீண்டும் மீண்டும் வற்புறுத்தப்படுகிறது. இறைவன் உணவைச் செமிக்கின்ற ஜடாராக்னி ஸ்வரூபமாக இருப்பதால் நாம் உண்கின்ற உணவு உடலில் அக்னிக்குக் கொடுக்கின்ற ஒரு ஆகுதியாகிறது. இதை நாம் ஒரு ‘நித்ய ஹோமம்’ என்றும் குறிப்பிடலாம். ஒரு மனிதனின் சாப்பாட்டின் அளவு, அக்னியின் பலத்தைப் பொறுத்து நிர்ண யிக்கப்படுகிறது. அக்னி பலமே மனித வாழ்க்கையின் பலத்தை நிர்ணயிக்கிறது.

ஜீரணிப்பதற்குக் கடினமான பொருட்களை அரை வயிறே உண்ண வேண்டும். எளிதில் ஜீரணமாகும் பொரி போன்ற வற்றைச் சற்று அதிகம் சாப்பிட்டாலும் தவறில்லை. அளவோடு உண்ணுவதால் பலம், புஷ்டி, பொலிவு முதலியவை ஏற்படு கின்றன. அளவு மீறிய உணவு (அதிமாத்ரா) வாதம், பித்தம், கபம் என்கிற மூன்று தோஷங்களையும் அதிகரிக்கச் செய்கிறது. இதனால் பலவிதமான நோய்கள் ஏற்படுகின்றன. உணவு உண்ணுதலும் புலனடக்கமும் ஒன்றுக்கொன்று தொடர்பு டையவை. திருக்குறளில் ‘மருந்து’ எனும் அதிகாரத்தில் முழுக்க முழுக்க உணவுமுறையைப் பற்றியே வள்ளுவர் குறிப்பிடுகிறார்.

உண்டவுடன் மீண்டும் உண்ணுதல், மிகையான உணவு, போன்ற பழக்கங்களால் வயிற்றில் விஷத்தன்மை உருவாகிறது. இதற்கு ‘ஆமம்’ என்று பெயர். அஜீரணம் தவிர்க்கப்பட வேண்டிய

விஷயமே. பழைய உணவுகளை உண்ணுதல் மனிதனுக்கு ஒத்துக்கொள்ளாது. சுத்தமான உணவுகளை உண்ண வேண்டும். நன்மை பயக்கின்ற உணவுகளை உண்ண வேண்டும். உரிய காலத்தில் உண்ண வேண்டும். மனதை உணவில் செலுத்தி உண்ண வேண்டும். எண்ணெய் பசையுள்ள, உஷ்ணமுடைய, இனிப்பு வகையுள்ள உணவுகளை முதலில் உண்ண வேண்டும். உணவில் அறுசுவைகளும் இருக்க வேண்டும். அதிக விரைவாகவோ, அதிக மெதுவாகவோ சாப்பிடக் கூடாது. கெட்டுப் போன உணவுகளையும் அதிக உப்பு கலந்த உணவுகளையும் உண்ணக் கூடாது. நகத்தை வெட்டி, குளித்துவிட்டுக் கை, கால் கழுவி சுத்தமாக உண்ண வேண்டும். உணவை உண்ணும் முன் பெற்றோர், இறைவன், அதிதிகள் இவர்களை நினைக்க வேண்டும். பிராணிகளுக்கும் உணவளிக்க வேண்டும். பேசாமல் சாப்பிட வேண்டும். பிரியமானவர்களுடன் சேர்ந்து சாப்பிட வேண்டும். உணவில் திரவ அம்சமும் இருக்க வேண்டும். தயிர், முள்ளங்கி, பன்றி இறைச்சி, மாமிசம், உளுந்து, சிறுகடலை, மாவுப் பண்டங்கள் போன்றவற்றை அதிகம் பயன்படுத்தக் கூடாது.

திருக்கயிலாயப் பரம்பரைத் தருமையாதீனம் வெளியிட்ட 'ஆசாரக்கோவை' என்ற நூல் உணவு உட்கொள்வது பற்றி மிகத் தெளிவாகக் கூறுகிறது.

> நீராடிக் கால்கழுவி வாய்பூசி மண்டலம் செய்(து)
> உண்டாரே உண்டார் எனப்படுவார், அல்லாதார்
> உண்டார்போல் வாய்பூசிச் செல்வர் அதுவெறுத்துக்
> கொண்டார் அரக்கர் குறித்து.

உண்கின்ற கலத்தைச் சுற்றி மந்திரங்கள் கூறி, நீர் விடாமல் சாப்பிட முயல்பவர்களது உணவை அசுரர்கள் எடுத்துக் கொண்டு போய்விடுவார்கள் என்று எச்சரிக்கிறது.

இந்தப் பாடலில் 'மண்டலம் செய்து' என்பதற்கு 'உண் கலத்தைச் சுற்றி மந்திரம் சொல்லி நீர்வலம் செய்து' என்று பொருள்.

சாப்பிடுவதற்கு முன்பாகக் கால்களை நன்றாகக் கழுவிக் கொள்ள வேண்டும். கால்களைக் கழுவிக்கொண்டதும், அந்த நீர் உலருவதற்கு முன்பாகவே உண்ண வேண்டும்.

உணவு உட்கொள்ளக் கிழக்குத் திசையை நோக்கி அமருவதே உத்தமமானது. கிழக்குத் திசை மங்கலத் திசை என்று கருதப் படுகிறது.

சாப்பிட அமர்ந்தவுடன் ஆடாமல், அசையாமல் திடமாக இருப்பிடத்தில் இருக்க வேண்டும். அவ்வாறு அமர்ந்து உணவைத் தெய்வமாகக் கருதி வழிபட வேண்டும்.

உணவைக் கையால் எடுத்துச் சிந்தாமல் உண்ண வேண்டும் என்பது மற்றொரு விதி. இவை அனைத்தையும் தெரிவிக்கின்ற பாடல் இது.

உண்ணுங்கால் நோக்கும் திசைகிழக்குக் கண்ணமர்ந்து
தூங்கான் துளங்காமை நன்கு இரீஇ யாண்டும்
பிறிதியாது நோக்கான் உரையான் தொழுதுகொண்(டு)
உண்க உகாஅமை நன்கு.

கிழக்குத் திசையை நோக்கி உட்கார்ந்து சாப்பிடுவதே நல்லது. எனினும், சில வீடுகளில் அல்லது சில சந்தர்ப்பங்களில் கிழக்குத் திசையை நோக்கி உட்காருவது சிரமமாக இருக்கக் கூடும். அத்தகைய சூழ்நிலைகளில் எந்தத் திசையை நோக்கி அமர்ந்தும் உணவை உண்ணலாம்.

விருந்தினர் மூத்தோர் பசு சிறை பிள்ளை
இவர்க்(கு) ஊண் கொடுத்தல்லால் உண்ணாரே – என்றும்
ஒழுக்கம் பிழையா தவர்.

வீட்டிற்கு வருகின்ற விருந்தினர், வயதில் முதிர்ந்தவர்கள், பசுக்கள், பறவைகள், குழந்தைகள் இவர்கள் எல்லோருக்கும் வீட்டின் தலைவன் முதலில் உணவை அன்புடன் அளிக்க வேண்டும். அதற்குப் பிறகுதான் அவனும், அவன் மனைவியும் சாப்பிட வேண்டும். ஒழுக்கம் தவறாதவர்கள் இந்த நியதியைத் தான் பின்பற்றுவார்கள்.

படுத்துக்கொண்டே சாப்பிடக் கூடாது. நின்றுகொண்டே அவசரக்கோலமாக உண்ணக் கூடாது. நுண்ணிய கிருமிகளும், அசுத்தங்களும் நிரம்பியிருக்கக் கூடிய திறந்தவெளிகளிலும் சாப்பிடக் கூடாது.

சிலர் அளவுக்கு அதிகமாகச் சாப்பிட்டுவிட்டு அவதிப் படுவார்கள். விரும்பி அதிகமாக உண்ணாதே என்பது 'ஆசாரக் கோவை'யின் இன்னொரு கட்டளை.

கட்டிலில் அமர்ந்துகொண்டு அல்லது படுக்கையில் உட்கார்ந்துக்கொண்டு உண்ணக் கூடாது என்றும் அந்த நூல் போதிக்கிறது. உண்ணுகின்றபோது உணவுப் பொருட்களை இடமிருந்து உண்ண வேண்டும்.

முன்துவ்வார் முன்எழார் மிக்குறார் ஊணின்கண்
என்பெறினும் ஆற்ற வலம் இரார் – தம்மில்
பெரியார் தம்பால் இருந்தக் கால்.

வலப்புறத்திலிருந்து சாப்பிடக் கூடாது என்பது குறிப்பு. பெரியோருடன் உட்கார்ந்து சாப்பிடுகின்ற முறையை இவ்வாறு தெரிவிக்கிறது 'ஆசாரக்கோவை.'

உணவுப் பொருட்களை உண்பதிலும் சில நியதிகளைப் பின்பற்ற வேண்டும்.

கைப்பான எல்லாம் கடை, தலை தித்திப்ப,
மெச்சும் வகையால் ஒழிந்த இடையாகத்
துய்க்க முறை வகையால் ஊண்.

முதலில் இனிப்பான பண்டங்களைச் சாப்பிட வேண்டும். பிறகு பிரதான உணவுப் பொருட்களை உண்ண வேண்டும். சில உணவு வகைகள் கசப்பானவையாக இருக்கும். அவற்றைக் கடைசியில்தான் சாப்பிட வேண்டும். இந்த வகையில் உணவுப் பொருட்களைச் சாப்பிட்டால், எளிதில் ஜீரணம் ஆகும்.

சாப்பிடுவதற்கு முன்பாகவோ அல்லது சாப்பிடுகின்ற போதோ நீரைப் பருகவே கூடாது. சாப்பிட்டு முடித்த பிறகுதான் தண்ணீர் அருந்த வேண்டும்.

முதியவரைப் பக்கத்து வையார், விதிமுறையால்
உண்பவற்றுள் எல்லாம் சிறிய கடைப்பிடித்து
ஆன்பல் திரியாமை ஆசாரம் நீங்காமை,
பண்பினால் நீக்கல் கலம்.

உணவை உண்ட பிறகு உண்ணுகின்ற கலத்தை நிதானமாக எடுத்துச் சென்று நன்றாகக் கழுவி அதற்குரிய இடத்தில் வைக்க வேண்டும். சாப்பிட்டு முடித்தபிறகு, சாப்பிட்ட இடத்தில் உண்கலம் நீண்டநேரம் இருக்கக் கூடாது.

சாப்பிட்டு முடித்த பிறகு தண்ணீர் உள்ளே செல்லாதவாறு, வாயை நன்றாகக் கொப்பளிக்க வேண்டும். எச்சில் இல்லாத படி, வாயை நன்றாகத் துடைக்க வேண்டும். பிறகு மூன்று முறை நீரைக் குடிக்க வேண்டும். உணவு உண்டபிறகு வாயைக் கொப்பளித்து ஆசமனம் செய்ய வேண்டும்.

தொடர்ந்து உண்ணக்கூடிய உணவுகள்

சாலி தானியம், சம்பா வகை, கைக் குத்தல் சம்பா, கோதுமை, யவை, கிராமங்களில் வாழ்கின்ற மிருகங்களின் மாமிசம், ஆரைக் கீரை, இளம் முள்ளங்கி, நெல்லிக்காய், புடலங்காய், திராட்சை, சிறுபயறு, வெல்லம், நெய், மழைநீர், பால், தேன், மாதுளை ஆகியவற்றைத் தொடர்ந்து உண்ணலாம்.

வாழைப்பழம், பலாப்பழம், மோதகம் முதலியவை எளிதில் ஜீரணம் ஆகாது. எண்ணெய்ப் பசையுடைய, இனிப்புச் சுவை யுடைய மந்தமான உணவுகளை முதலில் உட்கொண்டுவிட்டு, பிறகு மற்ற உணவுகளை உண்ண வேண்டும். புளிப்பு, உப்பு ஆகியவை நடுவில் வரவேண்டும். கஷாயரஸம் எனும் துவர்ப்பு

கடைசியில் வரவேண்டும். நமது பாரம்பரிய இந்திய உணவில் இனிப்பை ஆதாரமாகக் கொண்ட பாயசம், சாதம், நெய், பருப்பு போன்றவை முதலில் உண்ணப்படுகின்றன. இது வாதத்தைத் தணிக்கிறது. பின்பு அம்ல ரஸமாகிய சாம்பார், ரஸம் போன்றவை நடுவில் வருகின்றன. இவை பித்தத்தைத் தூண்டி *(enzyme production)* ஜீரண சக்தியை அதிகரிக்கின்றன. பின்பு கபத்தைச் சமனம் செய்யும் மோர் இறுதியில் உண்ணப்படுகிறது.

உணவின் இரைப்பையின் பாதிப் பாகத்தைக் கட்டியான உணவாலும், கால் பாகத்தைத் திரவங்களாலும் நிரப்ப வேண்டும். மீதமுள்ள கால் பாகத்தை வாயுவின் சஞ்சாரத்திற்கு விட்டு விட வேண்டும்.

அனுபானம்

உணவுடனோ, உண்டபின்போ அருந்தும் நீர் வகைகள்

- கோதுமை போன்ற உணவுக்குக் குளிர்ந்த நீர் அனுபானமாகக் கொடுக்கலாம்.
- தயிர் சாதத்திற்கும் குளிர்ந்த ஜலமே சிறந்தது.
- மாவுப் பண்டங்களுக்கு வென்னீர் சிறந்தது. பயறு வகைகளுக்குத் தயிர்த் தெளிவு சிறந்தது.
- கள் இளைத்தவர்களைப் பருக்கச் செய்யும்.
- நீருடன் கலந்த தேன் பருத்தவரை இளைக்கச் செய்யும்.
- பலவீனத்திற்கு மாமிச ரஸம் சிறந்தது.

நாள்பட்ட நோயிலிருந்து விடுபட்டவர்கள், அதிக நாட்கள் மருந்து சாப்பிட்டவர்கள், உடல் உழைப்பினால் வருந்தியவர்கள், பெண் சேர்க்கையினால் உடல் இளைத்தவர்கள், சிறுவர்கள், வயோதியர்கள் அனைவருக்கும் பால் அமிர்தத்திற்கு ஒப்பாகும்.

சாப்பிட்ட பிறகு அருந்தும் அனுபானம் உணவை நன்றாக ஜீரணிக்கச் செய்து அதன் ஸார சக்தியை உடலில் பரவச் செய்கிறது. பொதுவாக, கழுத்துக்கு மேற்பட்ட உறுப்புகளில் உண்டாகும் நோய்கள், சுவாஸ காசங்கள், பீனசங்கள், குரல் சம்பந்தப்பட்ட நோய்களில் அனுபானம் செய்வதில்லை. உண்டபின் பொதுவாகப் பேசுவது, வழி நடப்பது, உறங்குவது, வெயிலில் இருப்பது, பிரயாணம் செய்வது, நீந்துவது ஆகியவற்றைத் தவிர்க்க வேண்டும். மலம் சிறுநீர் வெளியேறிய பின், மனம் தெளிவாக இருக்கும் போது, பசி உண்டான பிறகு உண்ண வேண்டும். இதுவே உணவிற்கு உரிய காலம் ஆகும்.

பழைய காலத்தில் உணவைப் பரிமாறும் முறை

வாழை இலையில் உண்பது மேன்மையாகக் கருதப்பட்டது. இல்லாவிட்டால் சுத்தமான அகன்ற தட்டுகளில் உண்ணலாம். ஆல், பலா, மந்தாரம் முதலியவற்றின் இலைகளைத் தைத்தும் உண்ணலாம். உலோகத்தால் செய்யப்பட்டுள்ள சாப்பாட்டுப் பாத்திரத்திற்குத் 'தாலம்' என்று பெயர்.

வாழை இலையின் நுனி, உண்பவரின் இடது பக்கத்தில் இருக்கும்படி போட வேண்டும். இலை போடுவதற்கு முன் தரையில் தண்ணீர் தெளிக்கும் வழக்கம் இருந்தது. இதற்கு 'ஸ்தல சுத்தி' என்று பெயர். இலையைப் போட்ட பிறகு இலையை நீரால் தெளித்துத் துடைத்துவிட்டு ஒரு சொட்டு நெய்யை விடுவார்கள். இப்படி நெய்யை விடுவதற்கு 'பாத்திரவிகாரம்' என்று பெயர்.

உணவு பரிமாறும் முறை பற்றியும் பழைய நூல்களில் காணக் கிடைக்கின்றன. என்னென்ன உணவுகள் என்பது கீழே தரப்பட்டுள்ளது:

1. உப்பு
2. சட்னி வகைகள்
3. ஊறுகாய்
4. பச்சடி
5. கறி, உப்பேரி முதலியவை
6. வடை முதலியவை
7. சித்ரான்னம்
8. அப்பளம், வடகம், வற்றல்
9. தொன்னைகளில் குழம்பு முதலியவை
10. போளி, லாடு முதலிய தின்பண்டங்கள்
11. பாயசம்
12. சோறு
13. தொன்னையில் நெய்.

சமையல்காரர்கள் குளித்துவிட்டு சுத்தமாக சமையல் வேலையில் ஈடுபட வேண்டும். சமைப்பதை ஒரு பூஜையாகக் கருத வேண்டும் உணவு பரிமாறுபவர் இனிய முகத்துடன் உண்பவர்களின் தேவையறிந்து அளவோடு வழங்கவேண்டும்.

அன்ன பானங்களும் அவற்றின் மருத்துவக் குணங்களும்

நீர்

நீர் மனிதனுக்கு இன்றியமையாதது. கொதிக்க வைத்து ஆறிய நீர் மிகவும் சிறந்ததாகும். பருகும் நீரில் நாம் மிகவும் கவனமாக இருக்க வேண்டும். இல்லையெனில் பல நோய்கள் ஏற்படலாம். உணவின் ஆரம்பத்தில் நீர் பருகுவதால் அக்னி மந்தமும் உடல் இளைப்பும் ஏற்படும். உணவின் இடையில் நீர் பருகுவதால் நடுத்தர மான உடல் ஏற்படும். இறுதியில் நீர் பருகுவதால் உடல் பருக்கும். பித்த ரோகங்களுக்குக் குளிர்ந்த நீரும், வாத கப ரோகங்களுக்கு வென்னீரும் சிறந்தவை. வெந்நீர் லகு என்னும் குணம் உடையது. அக்னியைத் தூண்டும். பித்தத்தைச் சுத்தம் செய்யும். இருமல், சளி போன்றவற்றிற்கு நல்லது.

தானியங்கள்

தானியங்கள் ஸூக தானியம், சிம்பி தானியம் என இரு வகைப்படும். நுனியில் ஊசி போன்ற பகுதியுடன் கூடிய நெல், கோதுமை போன்றவை ஸூக தானியம் ஆகும். பெட்டி போன்று மூடியுடன் அடுக்கடுக்காய் காணப்படுபவை சிம்பி தானியம் அல்லது சமீ தானியம் எனப்படும். பயறு, உளுந்து போன்றவை சிம்பி தானியங் களாகும்.

கேழ்வரகு, தினை முதலியவை க்ஷண தானியம் எனப்படும். இதுவும் ஸூக தானியத்தின் வகையைச் சார்ந்தது. இவற்றில் இரக்த சாலி எனும் செந்நெல் சிறந்தது.

தினை

தினையைக் 'கங்கு' என்று அழைப்பார்கள். 'மில்லட்' என்று ஆங்கிலத்தில் கூறுவார்கள். உடலை உரமாக்கும். தினை அரிசி உடலுக்கு வன்மை தரும் ஓர் உணவாகும். இதைச் சமைத்துச் சாப்பிடலாம். தினை அரிசிக் கூழைப் பிள்ளை பெற்றவர் களுக்குக் கொடுக்கும் வழக்கம் நம் நாட்டில் உண்டு.

இது ஒடிந்து போன எலும்புகளைச் சேர்த்துவைக்கும் தன்மை உடையது. உடலைப் பருக்கச் செய்வது. ஜீரண சக்தி அறிந்து பயன்படுத்த வேண்டும். பிரியங்குவில் இரு வகை உண்டு. ஒன்று தானியப் பிரியங்கு, மற்றது கந்தப் பிரியங்கு. தானியப் பிரியங்குவைத் தினை என்று குறிப்பிடலாம். கந்தப் பிரியங்குவிற்கு ஞாழல் புஷ்பம் என்று பெயர். இங்கு நாம் சாப்பிடும் தினையைப் பற்றியே பேசுகிறோம்.

நெல்

நமது நாடு முழுவதிலும் நெல் பயிரிடப்படுகிறது. சீனா, ஜப்பான் நாடுகளிலும் அரிசி சாப்பிடுகிறார்கள். ஆயுர்வேதப் புத்தகங்களில் எத்தனையோ விதமான அரிசிகள் பற்றிச் சொல்லப்படுகிறது. சிவப்புச் சம்பா, அறுபதாம் குருவை போன்றவை நாம் நன்கு அறிந்த அரிசி வகைகள். இது மதுர ரஸம் உடையது. ஒரு வருடம் பழகிய நெல்லையே பழைய காலத்தில் பயன்படுத்தினார்கள். சம்பாவில் எத்தனையோ வகை உண்டு. ஒவ்வொன்றிற்கும் தனித்தனிக் குணம் உண்டு. அரிசியைப் பொறுத்தவரை பழைய அரிசியே சிறந்தது. இதை அனைவரும் பயன்படுத்தலாம். அரிசியை ஆதாரமாகக் கொண்டே கஞ்சிகள் எல்லாம் வந்தன. ஆண்மையைப் பெருக்கு தல், மலத்தைக் கட்டுதல் போன்ற குணங்கள் அரிசிக்கு உண்டு. இது சிறுநீரை அதிகமாகச் சுரக்கச் செய்யும். வாதம், பித்தம், கபம் என்ற முக்குற்றங்களையும் தணிக்கும். தானியங்களுள் அறுபதாம் குருவை சிறந்தது. மலத்தைக் கட்டும், எளிதில் ஜீரணமாகும், உடலை உறுதிப்படுத்தும்.

புழுங்கல் அரிசி

குழந்தைகள், வாத நோயாளிகள், பத்தியமுள்ளவர்களுக்குப் புழுங்கல் அரிசி நல்லது.

அவல்

மதுர ரஸம் உடையது. பலத்தை அதிகரிக்கும். இதனோடு பாலும் சர்க்கரையும் சேர்த்துச் சாப்பிட்டால் மலம் கட்டாது. இல்லாவிட்டால் மலத்தைக் கட்டும். அதிகமாகச் சாப்பிட்டால் தாகத்தை அதிகப்படுத்தும். மெதுவாக ஜீரணமாகும்.

கோதுமை

ஆண்மையைப் பெருக்கும், எளிதில் ஜீரணிக்காது. நோய் எதிர்ப்புத் திறனை அதிகரித்தல், வாத பித்தத்தைக் குறைத்தல், முறிந்த எலும்புகளைச் சேர்த்தல் போன்ற குணங்கள் கோதுமைக்கு உண்டு.

பார்லி

வடஇந்தியாவில் வளர்கிறது. வெளிநாட்டிலிருந்தும் இறக்குமதி செய்யப்படுகிறது. மூத்திரத்தைப் பெருக்கும் சக்தி கொண்டது.

50 கிராம் பார்லியை ஒரு லிட்டர் தண்ணீரில் கொதிக்க வைத்து அரை லிட்டராக வற்ற வைத்துக் கொடுக்க மூத்திரம் நன்றாகப் பிரியும். தாய்ப்பால் இல்லாத குழந்தைகளுக்கு பார்லி அரிசிக் கஞ்சியும், பாலும் பழைய காலத்தில் கொடுப்பார்கள். பார்லி வறட்சியை உண்டுபண்ணும். மலத்தை இளக்கும், ஆண்மையைப் பெருக்கும், அபான வாயுவை அதிகரிக்கும். சிறுநீர், கொழுப்பு, பித்தம், கபம், பீனசம், சுவாசம், தொடையில் வரும் நோய் (ஊருஸ்தம்பம்) போன்றவற்றைக் குறைக்கும்.

கடுகு

வாந்தியை ஏற்படுத்தும். கப வாதத்தைக் குறைக்கும். உணவில் தாளிக்கப் பயன்படுத்துவார்கள். இரண்டு கிராம் கடுகை அரைத்து நீரில் கலந்து கொடுக்க வாந்தி உண்டாகும். காரம் உள்ளது. நமைச்சல், உடல் வலி இவற்றைக் கண்டிக்கும். கிருமிநாசினியாகும். பற்று போட்டால் அந்த இடத்தில் கொப்புளங்களை உண்டாக்கும். இதில் கடுகு, வெண்கடுகு, சிறுகடுகு, நாய்க் கடுகு என நான்கு வகை உண்டு.

மொச்சை

திரிதோஷம், குறிப்பாக வாதம் விருத்தியாகும். மலக்குறைவான நிலைகளில் மொச்சைக் கொட்டையைச் சாப்பிடச் சொல்லி மருத்துவக் குறிப்புகள் உள்ளன. மொச்சையை வேகவைத்துச் சாப்பிட்டால் மலம் நன்றாகப் பிரியும்.

வெந்தயம்

பித்த சமனமானது. கசப்புச் சுவை உடையது. சீதக்காய்ச் சலுக்குச் சிறந்தது. சர்க்கரை நோயைக் கட்டுப்படுத்தும். சாதாரண சரீரத்தை உடையவர்கள் அதிகமாகச் சாப்பிட்டால் மலத்தைக் கட்டும். பிரமேகத்திற்கு நல்லது.

எள்

எலும்புகளுக்குப் பலம் தரும். கப பித்தத்தை அதிகரிக்கும். கேசத்திற்கு வலுவைத் தரும். பெண்களுக்கு ஏற்படும் *osteoporosis* (எலும்பின் கனத்தன்மை குறைவு) நோய்க்கு நல்லது. கால்சியம் நிறைந்தது. இதைச் சாப்பிட்டபின் குளிர்ந்த நீர் அருந்த வேண்டும்.

இந்தியாவில் எள் ஏராளமாகப் பயிரிடப்படுகிறது. இதற்குத் திலம் என்று பெயர். எள்ளிலிருந்து எடுக்கின்ற எண்ணெய்க்கு எள்ளெண்ணெய் (நல்லெண்ணெய்) என்று பெயர். திலத்திலிருந்து எடுக்கப்படுவதால் எண்ணெய் 'தைலம்' என்றும் அழைக்கப்படு கிறது. தைலம் என்று சொன்னாலே அது நல்லெண்ணெயைக் குறிக்கும். இது உஷ்ண வீரியம் உடையது. எலும்புகளுக்கு ஊட்டச்சத்தை அளிப்பது. மருந்துகள் சாப்பிடும்போது எள்ளைச் சாப்பிடுவதில்லை. அதிகமாகச் சாப்பிட்டால் வயிற்றுப்போக்கு ஏற்படும். எள்ளுச் சாதம் எலும்புக்கு நல்லது. எள்ளை ஆட்டி எடுத்த பின் கிடைக்கும் பொருளுக்கு எள்ளுப் புண்ணாக்கு என்று பெயர். இது நீரழிவுக்குச் சிறந்த மருந்தாகும். இதை மோரில் சேர்த்து கறியாக, காளனாக வைத்துச் சாப்பிடுவது உண்டு. ஆயுர்வேதத்தில் எள்ளை ரசாயனமாகக் குறிப்பிடு கிறார்கள். பல் நோய்களுக்கும், எலும்பு நோய்களுக்கும் எள்ளைச் சர்க்கரைப் பாகில் சேர்த்து எள்ளுருண்டை செய்து சாப்பிட்டு, குளிர்ந்த ஜலம் அருந்த வேண்டும் என்று ரசாயன பிரகரணத்தில் குறிப்படப்பட்டுள்ளது.

உளுந்து

உளுந்து, உணவுப் பொருட்களில் சிறந்தது. ஆண்மையைப் பெருக்கும். பெண்களுக்கு இடுப்புக்கு வலிமை தரும். மாத விலக்கைச் சீராக்கும். உளுந்தை அரிசியுடன் சேர்த்துச் சோறாக்கிச் சாப்பிடுவார்கள். உளுந்துக் களி பெண்களுக்கு நல்லது. கஞ்சியாகக் காய்ச்சியும் சாப்பிடலாம். உடல் பருக்கும், மலத்தை இளக்கும், பித்தத்தையும் கபத்தையும் அதிகரிக்கும். உஷ்ண வீரியமானது. சுக்லத்தை விருத்தி செய்யும்.

சவ்வரிசி

சுக்லத்தை அதிகரிக்கும். வெண்மேகம் குறையும்.

பயறு வகைகள்

பயறு வகைகள் மலத்தைக் கட்டும். தானியங்களில் பயறு சிறந்ததாகும். சிறுபயறும், கடலையும், மொச்சையும் வாயுவை அதிகரிக்கும். எளிதில் ஜீரணமாகாது, மலத்தை அதிகரிக்கும்.

பாசிப் பயறு

பத்திய ஔஷதங்களில் 'முத்கம்' எனும் பாசிப் பயறு முக்கியமாகக் கருதப்படுகிறது. தினமும் பயன்படுத்தலாம். நோயாளிகளுக்கும் நல்லது. முக்குற்றங்களைத் தணிக்கும் குணம் இதற்கு உண்டு. சற்றே மலத்தைக் கட்டும். இருந்தாலும் குற்றம் இல்லை.

அவரை

கொடி வகுப்பைச் சார்ந்தது. வாத ரக்தம் போன்ற நோய் களை உண்டாக்குவதாகப் பழைய நூல்களில் குறிப்பிடப் பட்டுள்ளது. அவரைக்காயை அதிகம் சாப்பிட்டால் வயிற்று மாந்தம் ஏற்படும். இதைப் பத்தியத்தை முறிக்கும் காய் என்று கூறுவார்கள்.

வேர்க்கடலை (நிலக்கடலை)

வேக வைத்து சர்க்கரை (வெல்லம்) சேர்த்துச் சாப்பிட்டால் உடல் வளரும். ஆண்மை உண்டாகும். சர்க்கரை சேர்க்காமல் சாப்பிட்டால் பித்தம் அதிகரிக்கும்.

பாதாம்

உடலுக்குப் புஷ்டியைத் தரும். ஆண்மையைப் பெருக்கும்.

புளி

இதைத் திந்திரிணி என்று அழைப்பார்கள். பித்தத்தை அதிகரிக்கும். கர்ப்பிணிகள் புளியங்காயை விரும்பிச் சாப்பிடு வார்கள். வாத பித்த நோய்களை உண்டாக்கும். மருந்து உண்ணும் போது புளி கூடாது என்று நாட்டு மருத்துவர்கள் கூறுவது வழக்கம். பழைய புளி நல்லது. ஒரு வருடப் பழக்கமானதாக இருக்க வேண்டும். குழம்புகளுக்கு நாம் புளி பயன்படுத்துகிறோம். இது அபத்யமானது. மந்தபுத்தி, உடல் பருமன், நரை, திரை இவற்றை உண்டாக்கும்.

பெருஞ்சீரகம்

இது பூண்டு வகையைச் சேர்ந்தது. இதன் பூ, விதை, வேர் மூன்றும் பயன்படுத்தப்பட்டாலும் விதையே அதிகமாகப் பயன்படுத்தப்படுகிறது. இதைச் சோம்பு என்றும், ஆங்கிலத்தில் aniseed என்றும் அழைப்பார்கள். பசியைத் தூண்டி வயிற்று நோயை அகற்றும்.

பெருங்காயம்

பாரசீகம், ஆப்கானிஸ்தான், காஷ்மீர் போன்ற இடங்களில் உற்பத்தி ஆகிறது. இன்று இதைக் கடைகளில் வாங்குகிறோம். செடியை நாம் பார்த்ததில்லை. அஷ்ட சூரணம் போன்ற எல்லா மருந்துகளிலும் சேர்க்கப்படுகிறது. உஷ்ணமான மருந்து; கபஹரமானது. மலத்தைக் கட்டும். நல்ல மணம் உண்டு. தேக வாயு குறைக்கும். வயிற்று நோய்களுக்கு மிகவும் சிறந்த மருந்து. ஹிங்கு என்ற பெயரும் உண்டு. அஷ்ட சூரணம், ஹிங்குவச்சாதி சூரணம் போன்ற பிரசித்தமான மருந்துகளில் இது இடம் பெறுகிறது.

மஞ்சள்

ஹரித்ரா என்று பெயர். கறி மஞ்சள், கப்பு மஞ்சள் என்று இரண்டு வகை உண்டு. இது ஒருவகைக் கிழங்காகும். உடலுக்குத் தேய்த்துக் குளிக்கலாம். மணத்திற்காக நாம் பயன் படுத்தினாலும் இதற்கு மருத்துவக் குணமும் உண்டு. இரத்தத்தை சுத்தி செய்யும். புண்களை ஆற்றும். மஞ்சளைச் சுட்டு நுகர, மூக்கடைப்பு மாறும். காமாலையைக் குறைக்கும்.

மிளகாய்

சுமார் 16ஆம் நூற்றாண்டிற்குப் பின் இந்தியாவிற்கு வந்தது. உஷ்ண வீரியம் உடையது. பித்தத்தை அதிகரிக்கச் செய்வது.

மிளகு

மரிசம் என்று பெயர். மரத்தைச் சுற்றி வளரும் ஒரு வகைக் கொடி. பழத்திற்கு மிளகு என்று பெயர். வாத கபஹர மானது. உஷ்ணமானது. இருமல் சளியை மாற்றுவது. பித்தத்தை அதிகரிக்க செய்யும். தினமும் இரண்டு மிளகு சாப்பிட்டால் இருதய நோய் வராது. பழைய காலத்தில் சமையல் முழுவதும் மிளகில்தான் செய்யப்பட்டது. திவச (திதி) உணவுகள் அனைத்துமே மிளகில் செய்யப்படுபவைதான்.

சேப்பங்கிழங்கு

வாத கப தோஷமுண்டாக்கும். நல்ல மருந்தின் குணத்தைக் கெடுக்கும்.

மரவள்ளிக்கிழங்கு

மரச்சீனிக்கிழங்கு எனப்படும் மரவள்ளிக்கிழங்கு கேரளத்தில் மிக பிரசித்தம். மாந்தத்தை உண்டுபண்ணும். வேக வைத்துச் சாப்பிட்டால் அதிகக் கெடுதல் இல்லை. வெல்லம் சேர்த்தால் விஷத் தன்மை மாறும்.

சேனை

இதனைச் சமைத்துச் சாப்பிட ரத்தமில்லா மூலம் குணமாகும். சிலருக்குச் சொறி வரலாம்.

கூகைக்கிழங்கு

இதை 'ஆரோரூட்' என்பார்கள். மஞ்சள் செடி போல் இருக்கும். கிழங்கிலிருந்து மாவு போன்ற பொருளை எடுக்கிறார்கள். நன்றாக முதிர்ந்த கிழங்குகளைக் கழுவி, தோலைச் சீவி பின்பு அரைத்து மாவாக்க வேண்டும். ஒரு பாத்திரத்தில் நிறைய தண்ணீர் விட்டு அதில் ஒரு துணியைக் கட்டி அத்துணியைத் தண்ணீர் மட்டத்திற்குக் கீழ் விட்டு அத்துணியின் மேல் மாவைக் கொட்டி கையால் கரைத்துக்கொண்டே வந்தால் மாவு பாத்திரத்தின் அடியில் வரும். துணியை நீக்கிவிட்டு அந்த மாவை நன்றாகக் கரைத்து தெளிய வைத்து இறுத்த பின்பு அடியில் படிந்த மாவை உலர்த்தி எடுத்துக்கொள்ள வேண்டும். இப்பொழுது இது கடையில் கிடைக்கிறது. இதைக் கஞ்சி வைத்துக்கொடுத்தால் சீதபேதி உடனே நிற்கும். கேரளத்தில் இது பிரசித்தம்.

இஞ்சி

இதை 'ஆர்த்ரகம்' என்று கூறுவார்கள். இந்தியா முழுவதும் கிடைக்கிறது. வயிற்றைச் சுத்தம் செய்யும் உன்னதமான மருந்து. பசி ருசியை ஏற்படுத்துவது. தாய்ப்பாலைச் சுத்தம் செய்வது. பல லேகியங்களில் சேர்வது. சமையலுக்கு ருசியை அளிக்கிறது. இஞ்சியை ஊறுகாய் போடலாம். தேனில் ஊறப் போடலாம். வெல்லப் பாகில் ஊறப் போடலாம். பித்தத்தைத் தணிக்கும். காய வைத்த இஞ்சி சுக்காக மாறுகிறது.

கண்டங்கத்திரி

கப நோய்களை நீக்கும்.

கத்திரிக்காய்

இது வழுதிணை வகையைச் சார்ந்தது. கபத்தைக் குறைக்கும். கத்திரிப் பிஞ்சு வயிற்றுவலிக்கு நல்லது.

பூசணிக்காய்

இது சாம்பல் பூசணி, தடியங்காய், கல்யாணப் பூசணி, வெண் பூசணி என்று அழைக்கப்படுகிறது. பித்தம், உள்காய்ச்சல், மூத்திரக் கடுப்பு போன்றவை குறையும். மன எரிச்சலைக் குறைக்கும்.

கொத்தவரைக்காய்

இது பித்தத்தின் நஞ்சை முறிக்கும். வாதக் கடுப்பை உண்டாக்கும். இது அபத்திய உணவாகும்.

கோவைக்காய்

கபத்தைக் குறைக்கும். உஷ்ணமானது. சமைத்துச் சாப்பிட்டால் வாய்ப்புண் மறையும். கோவைக் கூட்டு வாய்ப்புண்ணுக்குக் கொடுப்பார்கள்.

தக்காளி

இதைப் பற்றிப் பாரம்பரிய ஆயுர்வேதப் புத்தகங்களில் கூறப்படவில்லை. மருந்தாகப் பயன்படுத்துவதாகவும் தெரியவில்லை. புளிப்புச் சுவையுடையது.

மணத்தக்காளி

மணத்தக்காளிக் கீரையைச் சமைத்துச் சாப்பிட்டால் வயிற்றுப் புண் போகும். மணத்தக்காளியை வற்றல் செய்தும் சாப்பிடுவார்கள். கஞ்சிக்கு மணத்தக்காளி வற்றல் மிகவும் நல்லது. மலம் இளகும். கப நோய் குறையும். பித்தம் தணியும். நாப் புண்ணையும், உடல் சூடு, தீராத வயிற்றுப்புண்ணையும் ஆற்றும்.

தேங்காய்

மதுர ரஸமும் குளிர்ச்சித்தன்மையும் உடையது. எண்ணெய்ப் பசை கொண்டது. பித்தத்தைச் சமனம் செய்யும். தேங்காய் எண்ணெய்க்குத் தோல் நோய்களைக் குணமாக்கும் சக்தி உண்டு. கூந்தலை வளர்ச்சியடையச் செய்யும். குளிர்ச்சியானது. தேங்காய் நீருக்கு (இளநீர்) மூத்திரமார்க்கத்தைச் சுத்தி செய்யும் குணம் உண்டு.

வெள்ளரிக்காய்

வெள்ளரிப் பிஞ்சு, வாத பித்த கபம் என்ற மூன்று குற்றங்களையும் நீக்கும். மூத்திர வியாதிகளுக்கு நல்லது.

வாழை

வாழையைக் 'கதலி' என்றும் அழைப்பார்கள். இனிப்புச் சுவை உடையது. உடலைப் பொன் போல் ஆக்கும். வாழைத் தண்டு மூத்திரத்தைப் பெருக்கும். மூத்திர க்ருச்சரத்திற்கு நல்லது.

வாழையின் அனைத்துப் பகுதிகளும் நமக்குப் பயன்படுகின்றன. வாழைத்தண்டுக்கு பித்த சமனக் குணம் உண்டு. வாழைப்பூ இரத்தமூலத்திற்குச் சிறந்தது. கை கால் எரிச்சலைக் குறைக்கும். வாழைப்பழம் பித்த நோய்கள், மூர்ச்சை போன்ற வற்றுக்கு நல்லது.

வாழையில் பலவித இனங்கள் உண்டு. குமரி மாவட்டத்தில் மட்டுமே இருபத்திரண்டுக்கும் அதிகமான வாழை வகைகள் உள்ளன. ரசதாளி, செந்தொழுவன், நாட்டுப் பழம், பாளையந் தோடன், மொந்தன், நேந்திரன் போன்றவை அவற்றில் சில. மலைவாழை சிறந்தது. நாட்டு வாழையாகிய பேயன் பழம் மலத்தை இளக்கும். அக்னியைத் தூண்டும்.

பயன்

- தலைச்சுற்று, மயக்கம், மத நோய்களுக்கு வாழை சிறந்தது.
- வாழைப் பூ கறி வைத்துச் சாப்பிட சீதக்கழிச்சல் குறையும்.
- வாழைப்பிஞ்சு சர்க்கரை நோய்க்குச் சிறந்தது.
- நேந்திரன் (ஏத்தன்) பழம் உடலை இறுக்கும்.
- பேயன் வாழைப்பழம் மலத்தைச்சுத்தி செய்யும்.
- கதலி ஆண்மையைப் பெருக்கும்.
- செந்தொழுவன் ரசாயனக் குணம் உடையது.

வில்வம் (கூவிளம்)

வில்வப் பிஞ்சை எருமைத் தயிரில் அரைத்துக் கொடுக்க வயிற்றுக் கடுப்பு, சீதக் கழிச்சல் போகும். வில்வக் காயைப்

பால்விட்டு அரைத்துத் தலையில் தேய்த்துக் குளிக்க, கண் எரிச்சல் மாறும். வில்வப் பழத்திலிருந்து சத்து எடுத்து மணப்பாகு செய்து சாப்பிட வயிற்று நோய் தீரும்

பாகற்காய்

சர்க்கரை நோயைக் குறைப்பதாக நம்பப்படுகிறது. பாகற் காயைக் கறி வைத்துச் சாப்பிடுவார்கள். வற்றல்களாய் உண்பவர் களும் உண்டு. பழத்தைப் பிழிந்து, சாறு எடுத்து சர்க்கரை நோயாளிகளுக்கு வரும் புண்ணுக்குத் 'தாரை' செய்வார்கள்.

பீர்க்கு

தென்னிந்தியாவில் அதிகமாக விளைகிறது. உணவாகச் சமைத்துச் சாப்பிடலாம். சிலருக்கு வாந்தியை ஏற்படுத்தும். பத்தியமான ஒரு உணவு என்று குறிப்பிடலாம்.

புடலை

இது ஒரு கொடி வகை. பித்த சமனமானது. பத்திய ஆகாரம். கரப்பான், சொறி, சிரங்கு போன்றவற்றிற்குப் புடலங்காய்க் கூட்டு மிகவும் நல்லது.

முள்ளங்கி

கரப்பான், குடல் விருத்தி நோய், தலைவலி போன்றவை குறையும். வயிற்று நோய், தோல் நோய்களுக்குச் சிறந்தது. மூலகாஸவம் என்ற மருந்து இதில் செய்யப்படுகிறது. இளம் முள்ளங்கி மிகவும் நல்லது.

முருங்கை

சிக்ரு, சோபாஞ்சனம் என்று இதை அழைப்பர். இது ஒரு மரம். முருங்கைப் பிஞ்சைக் கறி வைத்துச் சாப்பிட எலும்பு நோய்கள் தீரும். முருங்கை இலை கண் நோய்களுக்குச் சிறந்தது. முருங்கைக் காய் கிருமியைப் போக்கும். உஷ்ணத்தை உண்டு பண்ணும்.

மூக்கரட்டை

இதன் இலையைக் கறி செய்து உண்பார்கள். மலச்சிக்கல் நீக்கும். உடல் காந்தி பெறும்.

அத்தி

அத்திக்கு வடமொழியில் உதும்பரம் என்று பெயர். பொதுவாக இதன் பூவைக் காண இயலாது. இதனால்தான் 'அத்திப் பூத்தது போல்' என்ற வழக்கு ஏற்பட்டது. அத்திப் பழம் மூல நோய்க்கு நல்லது.

நாவல் பழம்

குமரி மாவட்டத்தில் தெரிசனங்கோப்பு போகும் பாதையில் நாவல்காடு என்று ஒரு ஊரே இருக்கிறது. பழைய காலத்தில் இந்த இடம் காடு போன்று நாவல் மரங்களால் சூழப்பட்டிருக்க வேண்டும். நாவல் பழத்தின் கொட்டை நீரிழிவு நோயைச் சற்றுக் குணப்படுத்தும் தன்மை உடையது. வயிற்றுப் போக்கைக் கட்டுப்படுத்தும். கஷாய ரஸம் உடையது. கறுப்பு நாவல்பழமே சிறந்தது. பிள்ளையார் கப தத்துவமாக இருப்பதால் பிள்ளையாருக்கு நாவல் பழம் நைவேத்யமாகக் கூறப்பட்டுள்ளது.

பேரீச்சம் பழம்

கர்ஜூரம் என்றும் பெயர். பித்த சமனமானது. வயிற்றுப் புண்ணை நீக்கும். இரத்த விருத்தியை உண்டாக்கும்.

பலாப்பழம்

சக்கை, பலா, வருக்கை என்றெல்லாம் கூறுவார்கள். இந்தியாவில் எங்கும் கிடைக்கும். கேரளா முழுவதும் காணப் படுகிறது. பழத்திற்கு வழுவழுப்பு (பிச்சலம்) குணம் உண்டு. பலா இலையின் குருத்தை கஷாயம் வைத்துக் கொடுக்க வயிற்று வாயு குறையும். கொட்டையைச் சுட்டுச் சாப்பிடுவார்கள். பலாப்பழம் பித்த சமனமானது. கபத்தை அதிகரிக்கச் செய்யும். அக்னி பலம் உள்ளவர்களே இதைச் சாப்பிடலாம். அதிகமாகச் சாப்பிட்டு வயிற்று வலி வந்தால் இஞ்சி, ஏலக்காய் பொடிப் சாப்பிட மாறிவிடும்.

எலுமிச்சம்பழம்

யானைக்கால், உன்மாதம், பித்தம், காதுவலி குறையும். பித்த விருத்தியைக் கட்டுப்படுத்தும் பசியைச் சீர்செய்யும்.

காராமணி

இது ஒரு சிறு செடி. மூத்திரத்தை நன்றாகப் பெருக்கும். வடஇந்தியாவில் இதை வேக வைத்தும் வறுத்தும் சாப்பிடுவார்

கள். ஆயுர்வேதத்தில் இது வாதத்தை அதிகரிப்பதாகக் கூறப் பட்டுள்ளது. இதற்கு ராஜமாஷம் என்றும் பெயர் உண்டு.

கீரைகள்

கீரைகளை நன்றாகக் கழுவிவிட்டுச் சமைக்க வேண்டும். பழைய காலத்தில் இதை இரவில் சாப்பிடக் கூடாது என்பார்கள். அந்தக் காலத்தில் மின்சாரம் கிடையாது. ஆதலால் சிறு சிறு பூச்சிகள் வயிற்றுக்குள் போக வாய்ப்புண்டு. இப்பொழுது அப்படி இல்லை. அக்னி பலம் இருந்தால் இரவில் சாப்பிடலாம். எல்லாக் கீரைகளும் இரத்த விருத்தியை உண்டாக்கும். கண்களுக்கு நல்லது. ஒரு சில கீரைகள் மூத்திரக் கற்களை உண்டாக்கும். ஆதலால் சிறுநீரகக் கற்கள் உள்ளவர்கள் கீரைகளைச் சாப்பிடக் கூடாது. சிறுகீரை, அரைக்கீரை, தண்டுக்கீரை, சக்ரவர்த்திக்கீரை, ஆரைக்கீரை, முருங்கைக்கீரை, பொன்னாங்கண்ணிக் கீரை, வல்லாரைக் கீரை என்று பல கீரைகள் இன்று கிடைக்கின்றன.

தூதுவளை

தூதுவளை, இம்பூறல், ஆடாதோடை இவற்றைப் பொடித்து அல்லது கஷாயம் வைத்துக் குடிக்க இருமல், சளி மாறும். காயை வற்றல் போல் செய்து உண்பவர்கள் உண்டு. தூதுவளைக் கீரையைச் சமைத்தும் சாப்பிடலாம்.

அகத்திக்கீரை

இடுவிஷம் மாறும். கடுப்பும் மாறும். இதன் சாற்றை மூக்கில் விட ஜுரம் குறையும். பத்தியம் இருக்கும்போது அகத்திக் கீரையைப் பயன்படுத்துவதில்லை.

கொத்தமல்லிக்கீரை

ருசிக் குறைவு, பித்தம் ஆகியவை தணியும், சுக்ல விருத்தி யுண்டாகும்.

கரிசலாங்கண்ணிக் கீரை

இதை பிருங்கராஜம் என்றும் அழைப்பார்கள். இதில் பல வகைகள் உண்டு. கீரையாகச் சமைத்துச் சாப்பிடுவது உத்தம மானது. கண்களுக்கு பலம் அளிக்கும்.

சிறுகீரை

கண் புகைச்சல் போன்ற கண்நோய்கள் குறையும்.

புதினா

இது ஆயுர்வேதப் புத்தகங்களில் காணப்படுவதில்லை. இதைப் பசியைத் தூண்டுவதற்கும், மூத்திரப் பெருக்கத்திற்கும் பயன்படுத்துகிறார்கள். புதினாத் துவையல் மிகவும் பிரசித்தம். பெப்பர் மென்டு போன்ற ஒரு தைலத்தை இதிலிருந்து எடுத்து அதைத் தலைவலிக்குத் தடவுகிறார்கள். வயிற்று வலிக்கு மாத்திரை யாகவும் தயாரிக்கப்படுகிறது.

கீரைத்தண்டு

மூத்திரத்தை நன்றாக வெளியேற்றும். வடமொழியில் இதைத் தண்டுலீயகம் என்று அழைப்பார்கள்.

கீழாநெல்லி

இதைச் சமைத்துச் சாப்பிடலாம். மஞ்சள் காமாலைக்கு நல்ல மருந்து.

ஆரைக்கீரை

நீர் நிலைகளிலும் தோட்டங்களிலும் காணப்படும் ஒருவகை பூண்டு. இலையை அரைத்துச் சாப்பிட்டு வர, பித்தம் சமனமாகும். புத்தி அதிகரிக்கும்.

பால் மற்றும் பால் சார்ந்த பொருட்கள்

பசும்பால்

இனிப்புச்சுவை உடையது. ஓஜஸ் மற்றும் தாதுக்களை அதிகரிக்கச் செய்யும். வாத பித்தத்தைத் தணிக்கும், கபத்தை அதிகரிக்கும். ஆண்மையைப் பெருக்கும். சீத வீரியம் உடையது. பிராண சக்தியை அதிகரிக்கிறது. முதுமையைத் தள்ளிப்போடு கிறது. புத்திக்கு நல்லது. நீர் சுருக்கைப் போக்குகிறது.

எருமைப் பால்

நித்திரையை அதிகரிக்கும். புத்தியை மந்தம் அடையச் செய்யும்.

ஆட்டின் பால்

எளிதில் ஜீரணமாகும். க்ஷய நோய்கள், ரத்தப்போக்கு நோய்கள் போன்றவற்றிற்கு ஆட்டின் பால் நல்லது. பாலைக் காய்ச்சிய

பின்பே அருந்த வேண்டும். இல்லாவிட்டால் கபம் அதிகரிக்க வாய்ப்பு உண்டு.

பால் காய்ச்சும் முறை

பாலுடன் அரைப் பங்கு நீர் சேர்த்து, பாலின் அளவு வரும் வரை காய்ச்சுவது முறையாகும்.

தாரோஷ்ணம்

பழைய காலத்தில் மண் சட்டியில் பனங் கற்கண்டைப் பொடித்துப் போட்டு அதிலே நேரடியாகப் பசும்பாலைக் கறந்து அருந்துவார்கள். அமிர்தத்தின் குணம் இதனுடன் ஒப்பிடப்படுகிறது.

தயிர்

தயிர் புளிப்புச் சுவை உடையது. மலத்தைக் கட்டும். எளிதில் ஜீரணமாகாது. உஷ்ணக் குணம் உடையது. வாதத்தை சமனம் செய்யும். சுக்லம், கொழுப்பு, கபம், ரத்தம் போன்றவற்றைக் கூட்டும். குளிர் ஜுரம், பீனசம், நீர் சுருக்கம் போன்றவற்றிற்கு நல்லது. இரவில் தயிர் அருந்தக் கூடாது. தயிரைச் சூடாக்கிச் சாப்பிடக் கூடாது. தயிரைச் சாப்பிடும்போது சிறுபயறு, தேன், கல்கண்டு, நெல்லி இவற்றைச் சேர்த்துச் சாப்பிட்டால் தயிரின் கெடுதல் மாறும்.

தயிரைத் தினசரி பயன்படுத்தக் கூடாது. உஷ்ணக் காலங்களில் பயன்படுத்துவது நல்லது.

மோர்

மோர் எளிதில் ஜீரணமாகக் கூடியது. வீக்கம், உதரம், கிரகணி, மூலநோய் போன்றவற்றிற்கு மோர் சிறந்தது. விஷ நோய்களுக்கும் மோர் நல்லது. மோர் முழுவதும் வெண்ணெய் உள்ளது, சிறிது வெண்ணெய் எடுத்தது, முற்றிலும் வெண்ணெய் எடுத்தது, வெண்ணெய் எடுக்காதது என்று மூன்று வகையாகத் தயாரிக்கலாம். அவ்வாறு கால் பங்கு தண்ணீர் கொண்டது, அரைப் பங்கு தண்ணீர் கொண்டது, தண்ணீர் கலக்காதது என்ற வகையிலும் தயாரிக் கலாம்.

வெண்ணெய்

ஆண்மையைப் பெருக்கும், முகத்தில் வரும் நோய்களுக்குச் சிறந்தது.

நெய்

புத்தி, ஞாபக சக்தி, அறிவு, ஆயுள், அக்னி பலம், சுக்லம், கண் ஆகியவற்றிற்குச் சிறந்தது. பாலர், வயது முதிர்ந்தவர், சந்தான விருத்தி வேண்டுபவர், அழகை விரும்புகிறவர், குரல் வளத்தை விரும்புகிறவர்களுக்குச் சிறந்தது. நெஞ்சுப் புண் உடையவர்களுக்கும் அறுவைச் சிகிச்சை செய்துகொண்ட வர்களுக்கும் நல்லது. வாதம், பித்தம், விஷம், பைத்தியம், ஜுரம், நாள்பட்ட ஜுரம் போன்றவைகளைப் போக்கும். குளிர்த்தன்மை கொண்டது. நூல்களில் கூறப்பட்ட பக்குவப் படி தயாரித்தால் ஆயிரம் வீரியங்களை அடைந்து பல நன்மை களைப் பயக்கும்.

பத்து வருடங்கள் பழகிய நெய் 'புராண கிருதம்' எனப்படும். நூறு வருடங்கள் பழகிய நெய் 'கும்ப கிருதம்' எனப்படும். இது காக்கை வலிப்பு, மன நோய், கர்ப்பாசய நோய்களுக்குச் சிறந்தது. நாள்பட்ட ரணங்களை ஆற்றும்.

கரும்புச் சாறு

எளிதில் ஜீரணிக்காது. மூத்திரத்தைப் பெருக்கும். ஆண்மையை உண்டாக்கும்.

சர்க்கரை (வெல்லம்)

கரும்புச் சாற்றிலிருந்து சர்க்கரை (வெல்லம்) தயாரிக்கப்படு கிறது. கரும்புச் சாற்றைக் காய்ச்சி சர்க்கரை தயாரிப்பார்கள். இது கபத்தை விருத்தி செய்யும். மலம், சிறுநீரைப் பெருக்கும். பழைய வெல்லம் இருதயத்திற்கு மிகவும் சிறந்தது.

தேன்

கண்களுக்கு நல்லது. சேதனம் எனும் மலத்தைக் கரைக்கும் குணம் உடையது. கபம், விஷம், ரக்த பித்தம், குஷ்டம், சுவாஸம், காஸம் போன்றவற்றைப் போக்கும். புண்களை ஆறச் செய்யும். வாயுவை அதிகரிக்கும். துவர்ப்பும் இனிப்பும் கலந்த சுவை கொண்டது. ஒரு பொருளை மற்றொரு பொருளுடன் சேர்க்கும் பொழுது, தன்னுடைய தன்மையை இழக்காமல் எந்தப் பொரு ளுடன் சேர்க்கிறோமோ அந்தப் பொருளின் தன்மையைக் கிரகித்துக்கொள்ளும் குணம் தேனுக்கு உண்டு. தேனைச் சூடாக்கி உண்ணக் கூடாது.

நல்லெண்ணெய்

குளிர்த் தன்மை உடையது. உடலில் வேகமாகப் பரவக் கூடியது. கண்ணுக்கு நல்லதல்ல. தோல் வியாதியை உண்டு

பண்ணும். வயிற்றில் புளிப்புத் தன்மையை ஏற்படுத்தும். கபத்தை விருத்தி செய்யாது. இளைத்த உடலைப் பருக்கச் செய்யும். பருத்த உடலை இளைக்கச் செய்யும். மலச்சிக்கலை ஏற்படுத்தும். கிருமிகளைப் போக்கும். முறைப்படி காய்ச்சிய தைலம் பல நோய்களைக் குணமாக்கும். இருதயத்திற்கு நல்லெண்ணெய் நல்லது.

கடுகு எண்ணெய்

இதனை வங்காளத்தில் அன்றாடம் பயன்படுத்துகிறார்கள். உஷ்ண வீரியம் உடையது. குஷ்டம் போன்ற நோய்களுக்கு வெளியே உபயோகிக்கலாம்.

1

சூப்

1. ஓட்ஸ் சூப்

தேவை

ஓட்ஸ்	–	ஒரு கைப்பிடி அளவு
பால்	–	ஒரு கப்
பூண்டு	–	3 பல் (விரும்பினால்)
மிளகுத்தூள்	–	அரை டீஸ்பூன்
வெண்ணெய்	–	2 டீஸ்பூன்
உப்பு	–	தேவைக்கேற்ப

செய்முறை

பூண்டுப் பல்லைப் பொடியாக நறுக்கிக்கொள்ளவும். வெண்ணெயை உருக்கி, பூண்டு சேர்த்து ஒரு நிமிடம் வதக்கி அதில் ஓட்ஸைச் சேர்த்து மேலும் 2 நிமிடம் வதக்கவும். 2 கப் கொதிக்கும் தண்ணீர் சேர்த்து, 5 நிமிடம் வேகவிட்டு பால், உப்பு சேர்த்து 2 நிமிடம் கொதிக்க விட்டு இறக்கி, மிளகுத்தூள் சேர்த்துப் பரிமாறவும். வெண்ணெய் சேர்க்காமலும் சாப்பிடலாம்.

பயன்

- கொழுப்புச் சத்து உள்ளவர்கள், பரபரப்பான வாழ்க்கை உள்ளவர்கள், கொலஸ்ட்ரால்

உள்ளவர்கள் ஓட்ஸ் சூப் அருந்துவது மிகவும் நல்லது. நார்ச் சத்து மிக்கது. இதைக் காலை வேளைகளில் பயன்படுத்தலாம்.

2. முருங்கைக்காய் சூப்

தேவை

முருங்கைக்காய்	–	4
உருளைக்கிழங்கு	–	1
பெரிய வெங்காயம்	–	1
மஞ்சள் தூள்	–	கால் டீஸ்பூன்
எலுமிச்சம்பழச் சாறு	–	ஒரு டேபிள் ஸ்பூன்
மல்லித்தழை	–	சிறிதளவு
வெண்ணெய்	–	ஒரு டேபிள் ஸ்பூன்
உப்பு	–	தேவைக்கேற்ப

அரைக்க

தனியா தூள்	–	ஒரு ஸ்பூன்
பூண்டு	–	2 பல்
மிளகுத்தூள்	–	அரை டீஸ்பூன்

செய்முறை

உருளைக்கிழங்கைத் தோல் சீவவும். வெங்காயம், முருங்கைக் காயைப் பெரிய துண்டுகளாக நறுக்கி, உருளைக்கிழங்குடன் சேர்த்து குக்கரில் 2 கப் தண்ணீர் சேர்த்து 3 விசில் வைத்தெடுக்க வும். உருளைக்கிழங்கு, வெங்காயத்தைத் தனியே எடுத்து அரைத்து, வேகவைத்த தண்ணீரில் முருங்கைக்காய் விழுது, உருளைக்கிழங்கு விழுது சேர்த்துக் கலக்கவும். அரைக்கக் கொடுத்துள்ள பொருட் களை ஒன்றாக நன்கு அரைத்துக்கொள்ளவும். வெண்ணெயை உருக்கி, அரைத்து விழுது சேர்த்து பச்சை வாசனை போக வதக்கி, உப்பு சேர்த்து நன்கு கொதித்ததும் இறக்கி எலுமிச்சம்பழச் சாறு, மல்லித் தழை சேர்த்துப் பரிமாறவும்.

பயன்

- எலும்புகளுக்குப் பலனளிக்கும்.
- உடல் சுத்தியை ஏற்படுத்தும்.

- சிறுநீர்க் கற்கள், பித்தப்பைக் கற்கள், மூத்திரப்பைக் கற்கள் உள்ளவர்கள் தொடர்ந்து பயன்படுத்த பலனளிக்கும்.

3. மிளகுத் தண்ணீர் சூப்

தேவை

வெங்காயம்	—	1
தக்காளி	—	3
இஞ்சி	—	ஒரு துண்டு
பூண்டு	—	4 பல்
மஞ்சள்தூள்	—	கால் டீஸ்பூன்
எலுமிச்சம்பழச் சாறு	—	ஒரு டேபிள் ஸ்பூன்
தேங்காய்ப்பால்	—	ஒரு கப்
மல்லித்தழை	—	சிறிது
உப்பு	—	தேவைக்கேற்ப
எண்ணெய்	—	2 டேபிள் ஸ்பூன்
துவரம் பருப்பு	—	அரை கப்
தனியா	—	2 டீஸ்பூன்
சீரகம்	—	ஒரு டீஸ்பூன்
சோம்பு	—	கால் டீஸ்பூன்
வெந்தயம்	—	கால் டேபிள் ஸ்பூன்
பட்டை	—	ஒரு துண்டு
மிளகு	—	ஒரு டீஸ்பூன்

செய்முறை

கடைசியாகக் குறிப்பிடும் 7 பொருட்களை ஒன்றாக நன்கு வறுத்துப் பொடிக்கவும். வெங்காயம், தக்காளி, இஞ்சி, பூண்டு இவற்றைப் பொடியாக நறுக்குங்கள். பச்சை மிளகாயைக் கீறவும். எண்ணெயைக் காயவைத்து மேலே சொன்னவற்றை ஒன்றாகப் போட்டு வதக்கவும். அத்துடன் துவரம் பருப்பு சேர்த்து, வறுத்துப் பொடித்த பொடியையும் போட்டு, 4 கப் தண்ணீர் ஊற்றி குக்கரை மூடி, ஒரு விசில் வந்ததும் இறக்கி ஆறவிடுங்கள். அதை அரைத்து வடிகட்டி, பச்சை மிளகாய் சேர்த்துக் கொதிக்கவிடவும். அதில் தேங்காய்ப் பால், உப்பு சேர்த்து கைவிடாமல் கிளறி ஒரு கொதி வந்ததும் இறக்கி எலுமிச்சம்பழச் சாறு, மல்லித்தழை சேர்த்துப் பரிமாறவும்.

பயன்

- இருமல், சளி, தலைவலி, சைனஸ் தொந்தரவு, மாதவிடாய் வலி உள்ளவர்கள் இதைத் தொடர்ந்து சாப்பிட நல்ல பலன் கிடைக்கும்.

4. வடிகஞ்சி சூப்

தேவை

சாதம் வடித்த கஞ்சி	– 2 கப்
புளித்த மோர்	– அரை கப்
இஞ்சி	– ஒரு துண்டு
கறிவேப்பிலை	– சிறிதளவு
உப்பு	– தேவைக்கேற்ப
வேகவைத்த காய்கறிக் கலவை	– கால் கப்
மல்லித்தழை	– சிறிதளவு
எண்ணெய்	– ஒரு டேபிள் ஸ்பூன்

செய்முறை

இஞ்சியை மெல்லியதாக நீளவாக்கில் நறுக்குங்கள். எண்ணெயைக் காயவைத்து பச்சை மிளகாய், இஞ்சி, கறிவேப்பிலையைப் போட்டு வதக்கி, வடித்த கஞ்சி, காய்கறிக் கலவை, அரை கப் தண்ணீர், உப்பு சேர்த்து 5 நிமிடம் கொதிக்க விடுங்கள். பிறகு இறக்கிவைத்து, கடைந்த புளித்த மோரை அதனுடன் சேருங்கள். மல்லித்தழை தூவிப் பரிமாறவும்.

பழைய காலத்தில் இது முக்கியமான உணவாக இருந்தது. உடனடியாக உடலுக்கு போஷாக்கு அளிப்பது. வயிற்று நோய்க்குச் சிறந்தது. பழைய வைத்திய நூற்களில் மிளகாய் இடம் பெறவில்லை. பதினாறாம் நூற்றாண்டிற்குப் பிறகே மிளகாய் இந்தியாவிற்கு வந்தது. பழைய காலத்துச் சமையல்களில் எல்லாம் மிளகையே பயன்படுத்தி வந்தார்கள். திதிகளில் பயன்படுத்தப்படும் காய்கறிகளை எடுத்துக்கொண்டால் அவை முழுக்க முழுக்க இந்தியக் காய்கறிகளே ஆகும். கோஸ், கேரட் போன்றவை கிடையாது. பின்பு ருசிக்காகத்தான் மிளகாய் பயன்படுத்தப்பட்டது. மிளகாயை விட மிளகு சிறந்தது.

5. மணத்தக்காளி சூப்

தேவை

மணத்தக்காளிக் கீரை	– அரை கட்டு
சின்ன வெங்காயம்	– 8
பூண்டு	– 3 பல்
தேங்காய்ப்பால்	– ஒரு கப்
உப்பு	– தேவைக்கேற்ப
மிளகுத்தூள்	– சிறிதளவு
எண்ணெய்	– ஒரு டேபிள் ஸ்பூன்

செய்முறை

கீரையை ஆய்ந்து சுத்தம் செய்யுங்கள். வெங்காயம், பூண்டு தோலுரித்துப் பொடியாக நறுக்கவும். குக்கரில் எண்ணெயைக் காயவைத்து பூண்டு, வெங்காயம் சேர்த்து சிறிது வதக்கி, பிறகு கீரையையும் சேர்த்து மேலும் 2 நிமிடம் வதக்கி, 2 கப் தண்ணீர், உப்பு சேர்த்து குக்கரை மூடி ஒரு விசில் வந்ததும் இறக்கவும். ஒரு நிமிடம் கழித்து, 'வெயிட்'டைத் தூக்கி, பிரஷரை வெளியேற்றிவிட்டு குக்கரைத் திறந்து மிளகுத்தூள், தேங்காய்ப் பால் சேர்த்துக் கலந்து பரிமாறவும். (விருப்பப்பட்டவர்கள் வெங்காயம் வதக்கும்போது, ஒரு தக்காளியைச் சேர்த்துக் கொள்ளலாம்.)

பயன்

- வயிற்று உப்புசத்திற்கு இது சிறந்த மருந்து. இந்நோயால் அவதிப்படுபவர்களுக்கு இந்த சூப்பை ஆறிய பிறகு கொடுக்க பலன் கிடைக்கும். வயிற்றுப்புண்ணுக்கும் நல்ல மருந்து இந்த சூப்.

6. சுண்டைக்காய் சூப்

தேவை

சுண்டைக்காய்	– அரை கப் (காம்பு நீக்கியது)
துவரம்பருப்பு	– அரை கப்
பெரிய வெங்காயம்	– 1
தக்காளி	– 2

பச்சை மிளகாய்	– 1
பூண்டு (விருப்பப்பட்டால்)	– 2 பல்
பால் அல்லது தேங்காய்ப்பால்	– அரை கப்
மல்லித்தழை	– சிறிதளவு
பட்டை	– ஒரு துண்டு
நெய்	– ஒரு டேபிள்ஸ்பூன்
உப்பு	– தேவைக்கேற்ப
மஞ்சள்தூள்	– கால் ஸ்பூன்

செய்முறை

சுண்டைக்காயை நசுக்கிக்கொள்ளவும். வெங்காயம், தக்காளியைப் பொடியாக நறுக்கவும். குக்கரில் நெய்யைக் காயவைத்து, பட்டை சேர்த்து, வெங்காயம், தக்காளி, பச்சை மிளகாய், நசுக்கிய சுண்டைக்காய் சேர்த்து நன்கு வதக்கி, பருப்பு, மஞ்சள் தூள், உப்பு, 4 கப் தண்ணீர் சேர்த்து, 2 அல்லது 3 விசில் வைத்து இறக்கவும். ஆறியதும் பச்சை மிளகாய், பட்டையை நீக்கிவிட்டு, மற்றவற்றை மிக்ஸியில் அரைத்து வடிகட்டவும். வடிகட்டிய சூப்பை மீண்டும் நன்கு கொதிக்கவிட்டு, மல்லித்தழை தூவிப் பரிமாறுங்கள்.

பயன்

- கிரஹணி (irritable bowel syndrome) போன்ற நோய்களுக்கு மிகச் சிறந்த மருந்து. ஒழுங்காக மலம் போகாமை, சில நேரங்களில் நீராகவும், சில நேரங்களில் கட்டியாகவும் மாறி மாறிப் போகும் நிலைகளில் இது உத்தமமான மருந்தாகும்.

7. கொள்ளு சூப்

தேவை

கொள்ளு	– அரை கப்
தக்காளி	– 3
எலுமிச்சம்பழச்சாறு	– அரை டேபிள் ஸ்பூன்
மல்லித்தழை	– சிறிது
உப்பு	– தேவையான அளவு

நெய்	–	2 டீஸ்பூன்
மிளகு	–	1 டீஸ்பூன்
சீரகம்	–	1 டீஸ்பூன்
பூண்டு	–	2 பல்
கறிவேப்பிலை	–	சிறிது

செய்முறை

கொள்ளை முதல் நாள் இரவே ஊறப் போடுங்கள். மறுநாள் 3 கப் தண்ணீரைச் சேர்த்து குக்கரில் வேக விடுங்கள். பிறகு தண்ணீரை வடித்து எடுத்துக்கொள்ளுங்கள். மிளகு, சீரகத்தை நன்கு அரைத்து பூண்டு, கறிவேப்பிலை சேர்த்துத் தட்டியெடுங்கள். நெய்யைக் காயவைத்து, பொடியாக நறுக்கிய தக்காளியைச் சேருங்கள். அத்துடன் சிறிது உப்பு சேர்த்து 2 நிமிடம் வதக்கி அரைத்த விழுது சேர்த்து இன்னும் 3 நிமிடம் வதக்குங்கள்.

கொள்ளை வேகவைத்த தண்ணீரையும், தேவையான உப்பையும் சேர்த்து, 5 நிமிடம் கொதிக்கவிட்டு இறக்கி வடிகட்டி எலுமிச்சம்பழச் சாறு, மல்லித்தழை சேர்த்துப் பரிமாறுங்கள்.

பயன்

- உடலில் உள்ள கொழுப்பைக் குறைக்கும். மூத்திரத்தில் உள்ள கற்களை நீக்கும். மூத்திரக் கற்களினால் ஏற்படும் வலியை உடனே நிறுத்தும். சிறுநீர்க் கற்களினால் வரும் வயிற்று வலி நோய்களுக்கு கொள்ளு சிறந்தது என்று அஷ்டாங்க ஹிருதயத்தில் கூறப்பட்டுள்ளது.

8. சீரக சூப்

தேவை

துவரம்பருப்பு		
வேகவைத்த தண்ணீர்	–	3 கப்
தக்காளிப்பழச்சாறு	–	அரை கப்
எலுமிச்சம்பழச்சாறு	–	2 டீஸ்பூன்
மல்லித்தழை	–	சிறிதளவு (பொடியாக நறுக்கியது)
மஞ்சள்தூள்	–	கால் டீஸ்பூன்
மிளகுத்தூள்	–	சிறிதளவு
உப்பு	–	தேவைக்கேற்ப

அரைக்க

சீரகம்	– 2 டீஸ்பூன்
பூண்டு (விருப்பப்பட்டால்)	– 4 பல்

தாளிக்க

நெய்	– ஒரு டேபிள்ஸ்பூன்
பட்டை	– ஒரு துண்டு

செய்முறை

சீரகத்தை மைய அரைத்துக்கொள்ளவும். பூண்டுப் பல்லை நசுக்கவும். நெய்யைக் காயவைத்து, பட்டை தாளித்து, தக்காளிச் சாறு, பருப்புத் தண்ணீர், உப்பு, நசுக்கிய பூண்டு, சீரக விழுது சேர்த்து, 5 நிமிடம் நன்கு கொதிக்கவிட்டு இறக்கவும். மல்லித்தழை, எலுமிச்சம்பழச் சாறு சேர்த்து சுடச்சுடப் பரிமாறவும்.

பயன்

- ஜீரணத்தைப் பெருக்கும். உணவைச் செரிக்கச் செய்யும். மாந்த விஷத்தை மாற்றும்.

2
சாதம்

1. இஞ்சி பூண்டு சாதம்

தேவையான பொருட்கள்

கடுகு, உளுந்து	– சிறிது (தாளிக்க)
இஞ்சி (நறுக்கியது)	– சிறிது
பூண்டு (நறுக்கியது)	– சிறிது
தேங்காய் எண்ணெய்	– 50 மிலி
பச்சரிசி	– 10 கிராம்
தனியா	– 10 கிராம்
வெங்காயம்	– 2
வெள்ளை சாதம்	– 2 கப் (300 கிராம்)
உப்பு	– தேவையான அளவு
பெருங்காயத் தூள்	– சிறிது

செய்முறை

சாதம் இரண்டு கப் எடுத்துக்கொள்ளவும். வெங்காயத்தை நீளவாக்கில் மெல்லிசாக நறுக்கவும். வாணலியில் எண்ணெய் ஊற்றி அதில் வெங்காயம் சேர்த்துக் கொள்ளவும்.

கடுகு, உளுந்து, இஞ்சி, பூண்டு மற்றும் சிறிது பெருங் காயத்தூள் சேர்த்து வதக்கவும்.

பச்சரிசி, தனியா இரண்டையும் வறுத்து அரைக்கவும். அதையும் சேர்த்து நன்றாக வதக்கியபின் சிறிது உப்பு சேர்த்துக் கிளறவும்.

இறுதியாக வேக வைத்த சாதத்தை அதனுடன் சேர்த்துக் கிளறினால் கமகமக்கும் இஞ்சி பூண்டு சாதம் தயார்.

பயன்

- இஞ்சியும் பூண்டும் வாத கபத்தைக் குறைத்து அக்னியை அதிகரிக்கும் தன்மையுடையது. நாளங்களில் அடைந் திருக்கின்ற அழுக்குகளை மாற்றும். பசியை நன்றாகத் தூண்டும், வாயுவின் கதியைச் சீர் செய்யும். தாய்ப் பாலை நன்றாகச் சுரக்கச் செய்யும், வயிற்றைச் சுத்தி செய்யும். லகு குணம் உடையது. பித்தம் அதிகரித்த நிலையில் இதைக் கொடுக்கக் கூடாது.

2. தயிர் சாதம்
(ததியோதனம்)

தேவை

அரிசி	–	1 கிலோ
சுத்தமான நீர்	–	3 லிட்டர்
பால்	–	அரை லிட்டர்
புளித்த தயிர்	–	250 மிலி
வெண்ணெய்	–	50 கிராம்
உப்பு	–	தேவையான அளவு
நெய்	–	75 கிராம்
மிளகு	–	20 கிராம்
கடுகு	–	20 கிராம்
உளுத்தம் பருப்பு	–	15 கிராம்
கடலைப் பருப்பு	–	15 கிராம்
இஞ்சி	–	சிறிது
காயம்	–	சிறிது

முதலில் அரிசியைத் தண்ணீரில் கொதிக்க வைத்து சோற்றுப் பதமாக்கிக் கொள்ள வேண்டும். பால், புளித்த தயிர், வெண்ணெய், உப்பு இவற்றை அந்தச் சோற்றுடன் சேர்த்துக் கலக்க வேண்டும்.

நெய்யை ஒரு இலுப்பைச் சட்டியில் அல்லது வாணலியில் இட்டு இலேசாகக் காய்ந்தவுடன் மிளகு, கடுகு, உளுத்தம் பருப்பு, கடலைப் பருப்பு இவற்றைத் தாளிக்க வேண்டும். இதனுடன் சிறிது இஞ்சியும் காயமும் சேர்த்துக்கொள்ளலாம். இந்தக் கலவையுடன் தயிர் சேர்ந்த கலவையையும் சேர்த்து நன்றாகக் கலக்க வேண்டும். இஞ்சிக்குப் பதில் பொடித்த சுக்கு சேர்க்கலாம்.

பலன்

- நன்றாக ஜீரணமாகும், சற்று கபத்தை அதிகரிக்கும். குடல் உபாதைகளை நீக்கும். இரவில் பயன்படுத்த வேண்டாம்.

3. எள்ளு சாதம்
(திலோதனம்)

தேவை

அரிசி	–	1 கிலோ
தண்ணீர்	–	3 லிட்டர்
நெய்	–	50 கிராம்
கறுத்த எள்	–	125 கிராம்
மிளகு	–	10 கிராம்
உப்பு	–	தேவையான அளவு
உளுத்தம் பருப்பு	–	25 கிராம்
கடுகு	–	15 கிராம்
கறிவேப்பிலை	–	15 கிராம்

இவற்றைச் சேர்த்து சோறு சமைக்க வேண்டும். சிறிது நெய்யை வாணலியில் இட்டு நன்றாகக் காய்ச்சி கறுத்த எள், மிளகு, உப்பு இவற்றை அதில் சேர்க்க வேண்டும். எள்ளை ஊற வைத்து, சட்டியில் இலேசாக வறுத்துப் பொடித்து பின்பு சேர்ப்பார்கள். இந்தக் கலவையைச் சூடாக இருக்கும் சாதத்துடன் சேர்க்க வேண்டும். நன்றாகக் கிளறிக் கொடுத்து அதனுடன் நெய், உளுத்தம் பருப்பு, கடுகு, கறிவேப்பிலை இவற்றைச் சேர்த்து வாணலியில் தாளித்து அனைத்தையும் நன்றாகக் கலந்துவைக்க வேண்டும்.

பயன்

- எலும்புகளுக்கு பலம் அளிக்கும். கூந்தல் வளர்ச்சியை மேம்படுத்தும்.

4. மஹாராஷ்ட்ரா பொங்கல்
(விலேபி)

தேவை

அரிசி	– 1 கிலோ
சிறுபயறு	– அரை கிலோ
கடுகு	– 25 கிராம்
காயம்	– 25 கிராம்
குங்குமப்பூ	– 5 கிராம்
உப்பு	– தேவைக்கேற்ப
மிளகு	– 25 கிராம்
ஏலம்	– 25 கிராம்
இலவங்கப்பட்டை	– 5 கிராம்
தேங்காய்த் துருவல்	– 75 கிராம்
பாதாம்பருப்பு (அல்லது) முந்திரிப்பருப்பு	– 50 கிராம்

இவற்றை நீரில் நன்றாகக் களைந்து நீரை வடிகட்டி வைக்க வேண்டும். பின்பு ஒரு பெரிய பாத்திரத்தில் சிறிது நெய் சேர்த்துக் காய்ச்சி அது காய்ந்த நிலையில் கடுகு, காயம் சேர்த்துத் தாளித்துகொள்ளவும். இதனுடன் சிறிது தண்ணீர் சேர்த்து கொதிக்கும் போது குங்குமப்பூ சேர்த்துக்கொள்ளவும். வடிய வைத்திருக்கும் அரிசி, பருப்பை நன்றாகக் கிளறிக் கொடுத்து மூடிவைக்க வேண்டும். அரிசி அரைப் பருவம் வரும்வரை நன்றாகப் பதம் பார்த்துக்கொள்ளவும். பின்பு உப்பு, மிளகு, ஏலம் இவற்றைப் பொடித்து இந்தக் கலவையில் சேர்க்கவும். இலவங்கப்பட்டை, தேங்காய்த் துருவல் இவற்றை நெய் சேர்த்து வறுத்து சிறிது ஜீரகம் சேர்த்த இந்தக் கலவையை அந்தப் பொங்கலுடன் சேர்த்துக்கொள்ளவும். பாதாம் பருப்பு (அ) முந்திரிப்பருப்பை இலேசாக நெய்யில் தாளித்துப் பொங்கலில் சேர்க்க வேண்டும்.

5. ஹிமாலயப் பொங்கல்
(விலேபி)

தேவை

தோல் நீக்கிய பாசிப்பயறு	– அரை கிலோ
அரிசி	– அரை கிலோ

கிராம்பு	–	2 கிராம்
மிளகு	–	2 கிராம்
இலவங்கம்	–	2 கிராம்
உப்பு	–	10 கிராம்
நெய்	–	250 கிராம்
பால்	–	2 லிட்டர்
முந்திரிப் பருப்பு	–	தேவைக்கேற்ப

பாசிப்பயறு, அரிசி இரண்டையும் கலந்து தண்ணீர் சேர்த்து நன்றாகக் களைந்து வடிகட்டி வைக்க வேண்டும். கிராம்பு, மிளகு, இலவங்கம், உப்பு இவற்றில் உப்பைப் பொடித்து மற்றவற்றை நெய் சேர்த்து தாளிதம் செய்து முன்பு கலந்து வைத்திருக்கும் அரிசி, பருப்பில் நன்றாகக் கலந்துவைக்க வேண்டும். ஒரு வாணலியில் நெய் சேர்த்துக் காய்ச்சி அதில் மேற்கூறிய அரிசிக் கலவைகளை இட்டு நன்றாகக் கிளறவும். பாலை ஒரு பாத்திரத்தி லிட்டு நன்றாகக் கொதிக்கத் தொடங்கிய பின் மேற்படி அரிசி, பருப்புக் கலவையை அதில் சேர்த்து பால் நன்றாக வற்றும்வரை அரிசி, பருப்பு வேகும்படி பார்த்துக்கொள்ளவும். இதில் மணத்திற்கு முந்திரிப் பருப்போ வாதுமைப் பருப்போ சேர்த்துப் பாலில் வேகும் தருணத்தில் நன்றாகக் கிளறிக் கொடுத்துப் பரிமாறலாம்.

பயன்

- ஒருவருக்கு உடலைச் சுத்தம் செய்கின்ற பஞ்சகர்மா சிகிச்சை செய்தபிறகு மீண்டும் அவருக்கு உணவு ஊட்டும் பொழுது இலகுவான கஞ்சி மற்றும் பாசிப் பயறு போன்றவை நிரம்பிய பொங்கல் வகைகளைக் கொடுக்கச் செய்தல் மரபு. இதற்கு வாயுவைச் சீர் செய்தல், புஷ்டியை அதிகரித்தல் போன்ற குணங்கள் உண்டு.

3

களி வகைகள்

1. சோளக் களி

தேவை

சோளம் – 2 கிலோ

கிராமப்புறங்களில் நன்றாக விளைந்த சோளத்தைக் குத்திப் புடைத்து அதிலிருந்து உமியை நீக்குவார்கள். பின்பு அதை உரலில் போட்டு இடிப்பார்கள். இவ்வாறு செய்யும்போது சோளமானது குருணை எனப்படும் நொய்யாகவும், மாவாகவும் பிரியும். இதைத் தனித்தனியே பிரித்து எடுப்பார்கள். இடையிடையே நீரைத் தெளித்து குத்திப் புடைப்பதும் உண்டு. மாவையும், குருணையை யும் தனித்தனி பாத்திரங்களில் சேமித்து வைப்பார்கள்.

களி செய்வதற்கு சுத்தமான நீர் 4 லிட்டர் ஒரு பெரிய பாத்திரத்தில் இட்டு நன்றாகக் கொதிக்க வைத்து, சோள நொய்யை அதில் சேர்த்து நன்றாகக் கிளறி முக்கால் பாகத்திற்கு வெந்த பிறகு மாவை அதனுடன் சேர்த்து நன்றாகக் கிளற வேண்டும். பின்பு அதை அடுப்பிலிருந்து இறக்கி மீண்டும் ஒருமுறை கிளறிக் கொடுக்க வேண்டும். இதுதான் சோளக் களி. இதில் ருசிக்குத் தகுந்தாற்போல் மோர் சேர்த்தோ, கறிவேப்பிலை, ஜீரகம் போன்றவை தாளிசம் செய்தோ, உப்பு சேர்த்தோ, பால், கற்கண்டு சேர்த்தோ சாப்பிடலாம்.

பயன்

- பழைய காலத்தில் தமிழகத்தில் சோளம் முக்கிய உணவாக இருந்தது, பின்னர்தான் நெல்லின் தாக்கம் ஏற்பட்டது. சோளப் பயிர் 7 முதல் 10 அடி உயரம் வரை வளரும். இது உலகம் முழுவதும் பயிர் செய்யப் படுகிறது. அமெரிக்காவில் சோளம் ஒரு முக்கியப் பயிர். சோளத்தில் வைட்டமின் ஏ, பி1, பி3 போன்றவை அதிகம் உள்ளன. பொட்டாசியம் சத்தும் அதிகமாக உள்ளது. பித்த சமனம் என்னும் குணமுடையது. இதனை மகா காயம் என்றும் மக்காச் சோளம் என்றும் சொல்வார்கள். உடல் எடை அதிகரித்தவர் களுக்கும், கொழுப்புச் சத்து நிறைந்தவர்களுக்கும் உகந்தது. இலகுவானது. வறட்சித்தன்மையை ஏற்படுத்தக் கூடியது. துவர்ப்பை ஆதாரமாகக் கொண்டது. உடலைக் குளிர்ச்சி செய்யக் கூடியது. புரதங்கள் நிறைந்துள்ளது. கபத்தைக் கட்டுப்படுத்தும்.

2. கம்புக் களி

வயலில் விளைகின்ற கம்பு எனும் தானியத்தை நன்றாக உரலில் இட்டுக் குத்திப் புடைக்கவும். பின்பு உமி நீக்கவும். இவ்வாறு குத்திப்புடைக்கும் போது இது நொய்யாகவும் மாவாகவும் பிரியும். இதைத் தனியே சேர்த்து வைத்துக்கொள்ள வும். பின்பு சுத்தமான தண்ணீர் 4 லிட்டர் ஒரு பாத்திரத்தில் எடுத்து நன்றாகக் காய்ச்சவும். கொதித்து வந்த நிலையில் கம்பு மாவையும், நொய்யையும் அதில் இட்டு அடிக்கடி கிளறிக் கொண்டே வரவும். இது முக்கால் பாகம் வந்த பிறகு அடுப்பில் நெருப்பின் அளவைக் குறைத்துவிட்டு 1 மணி நேரம் தணலிலேயே வைத்திருக்கவும். நன்றாகக் கிளறிவிட்டு சோளக்களி பயன்படுத்தி யதைப் போல் பயன்படுத்தலாம்.

3. உளுத்தம் களி

ஒரு கிலோ அரிசியைக் கழுவிக் காயவைத்து வெறும் கடாயில் சிவக்க வறுக்கவும். உளுத்தம் பருப்பு 250 கிராம் எடுத்து சிவக்க வறுக்கவும். இரண்டையும் சேர்த்து மிஷினில் மாவாக அரைக்கவும். ஏலக்காய் பொடி செய்யவும். ஒரு வாயகன்ற பாத்திரத்தில் 3 கப் தண்ணீர் வைத்து அதில் வெல்லம் ஒரு கப் போட்டு கரைந்ததும் வடிகட்டி பின்பு கொதிக்க வைத்து அதில் 3 டீஸ்பூன் நல்லெண்ணெய் ஊற்றி மாவைத் தூவிக்கொண்டே கிளறி, ஒட்டாமல் வந்ததும்

ஏலக்காய்ப் பொடி 2 சிட்டிகை போட்டுக் கிளறி இறக்கி வைக்கவும். சூடாக இருக்கும்போதே நெய்யைத் தொட்டுக் கொண்டு சாப்பிடவும்.

பயன்

- இடுப்பு எலும்புகளுக்கு நல்ல சக்தி கொடுக்கும். பெண் குழந்தைகளுக்கு மிகவும் நல்லது.

4
பொடிகள்

1. கறிவேப்பிலை நெல்லிப்பொடி
   (காலசாகாதி சூரணம்)

தேவை

பெரிய நெல்லிக்காய்	—	10
கறிவேப்பிலை (உருவியது)	—	ஒரு கப்
மிளகு	—	10
பெருங்காயம்	—	ஒரு கட்டி
உப்பு	—	தேவையான அளவு
எண்ணெய்	—	சிறிது

செய்முறை

நெல்லிக்காய்களைக் கழுவித் துடைத்து, கொட்டைகளை நீக்கிவிட்டு நன்கு காயவைக்கவும். (இதுதான் நெல்லி முள்ளி.) எண்ணெயைக் காயவைத்து, பெருங்காயத்தைப் பொரியவிட்டு எடுக்கவும். அதே எண்ணெயில் மிளகாயையும் வதக்கி, பின் அடுப்பை அணைத்துவிட்டு கறிவேப்பிலையை அந்தச் சூட்டிலேயே போட்டுப் புரட்டி எடுத்துக்கொள்ளவும்.

காய்ந்திருக்கும் நெல்லிமுள்ளியை மிக்ஸியில் போட்டு நன்கு அரைக்கவும். பிறகு மிளகு, உப்பு, பெருங்காயத்தைப்

போட்டு அரைத்து, கடைசியாகக் கறிவேப்பிலையையும் சேர்த்து அரைத்தெடுக்கவும். அருமையான வாசனையோடு இருக்கும் இந்தப் பொடியை, சூடான சாதத்தில் கலந்தோ அல்லது மோருடன் சேர்த்தோ சாப்பிடலாம்.

கறிவேப்பிலை

இது தாராளமாக எல்லா இடங்களிலும் வளரும். இதற்கு நறுமணம் உண்டு. எல்லா வகைச் சமையல்களிலும், நீர் மோர் போன்ற பானங்களிலும் தாளிதம் செய்வதற்கு இதைப் பயன்படுத்துகின்றோம். சீதபேதிக்கு இது சிறந்த மருந்து. இலையை உலர்த்தி இதனுடன் உப்பு, சீரகம், சுக்கு முதலியவற்றைச் சேர்த்து சாதத்துடன் சிறிது நெய் விட்டு சாப்பிட மந்தம், கிரஹணி முதலியவை மாறும். இலையுடன் சிறிது உப்பு, மிளகு சேர்த்துத் துவையல் போல் அரைத்துச் சாப்பிட அஜீரணம் மாறும்.

பயன்

- வயிற்று நோய்களை நீக்கும்
- இரத்த சோகையைப் போக்கும்.
- தலை முடிக்கு போஷாக்கு அளித்து வளரச் செய்யும்.
- இளநரையைத் தவிர்க்கும்.

2. கறிவேப்பிலைப் பொடி

தேவை

நன்றாகக் காய்ந்த கறிவேப்பிலை	–	ஒரு கைப்பிடி
உளுத்தம் பருப்பு	–	அரை கப்
மிளகு	–	10
பெருங்காயம்	–	சிறிதளவு
உப்பு	–	தேவையான அளவு
எண்ணெய் (வறுக்க)	–	தேவையான அளவு

செய்முறை

கறிவேப்பிலையைச் சுத்தம் செய்து நிழலில் உலர்த்தி நன்றாகக் காயவைக்கவும். காய்ந்த பிறகு மிக்ஸியில் நைசாக அரைத்துக் கொள்ளவும். வாணலியில் சிறிதளவு எண்ணெய்

ஊற்றி உளுத்தம் பருப்பு, மிளகு, பெருங்காயத்தைப் போட்டு வறுக்கவும். முதலில் கறிவேப்பிலையை மிக்ஸியில் போட்டு நைசாக அரைத்து எடுத்துக்கொள்ளவும். பிறகு வறுத்த பொருட்களை உப்பு சேர்த்து சிறிது நறநறப்பாக அரைத்து, கறிவேப்பிலைப் பொடியுடன் கலந்து வைக்கவும்.

பயன்

- சாப்பிடும்போது முதல் உருண்டையில் இந்தப் பொடியைச் சிறிது நெய் சேர்த்துப் பிசைந்து சாப்பிடலாம். அபான வாயுவிற்கும் அக்னிக்கும் சிறந்தது. கர்ப்பப்பை நோய்களைக் குணப்படுத்தும். கூந்தலுக்குக் கருமையான நிறத்தைக் கொடுக்கும். பசியின்மையைப் போக்கும். மந்தகதியை மாற்றும்.

3. கறிவேப்பிலை குழம்புப் பொடி

தேவை

கறிவேப்பிலை	–	2 கப்
உளுத்தம்பருப்பு	–	கால் கப்
பெருங்காயம்	–	சிறிதளவு
காய்ந்த மிளகாய்	–	6
மிளகு	–	10
கடலைப்பருப்பு	–	கால் கப்
எண்ணெய்	–	2 அல்லது 3 டீஸ்பூன்
உப்பு	–	தேவையான அளவு

செய்முறை

வெறும் கடாயில் சுத்தம் செய்து காய வைத்த கறிவேப்பிலையைப் போட்டு படபட எனச் சத்தம் வரும்வரை மிதமான தீயில் வறுத்துக்கொள்ளவும். எண்ணெய் காய்ந்ததும் உளுத்தம் பருப்பு, கடலைப்பருப்பு, பெருங்காயம், காய்ந்த மிளகாய், மிளகு சேர்த்து, பருப்புகள் பொன்னிறமாகும் வரை வறுக்கவும். பருப்புகளை முதலில் பொடித்து, பிறகு கறிவேப்பிலை சேர்த்து அரைத்துக்கொள்ளவும்.

புளிக் கரைசலைக் கொதிக்க விட்டு இந்தப் பொடி சேர்த்து ஒரு கொதி வந்ததும் இறக்கினால் சத்து நிறைந்த கறிவேப்பிலை குழம்பு தயார். இந்தப் பொடியைச் சூடான சாதத்துடனும் கலந்து சாப்பிடலாம். சாம்பார், பொரியலுக்கும்

சேர்த்துக்கொள்ளலாம். சம்பா அரிசிக் கஞ்சி வைக்கும் போது கறிவேப்பிலை குழம்புப் பொடியைப் பயன்படுத்தலாம்.

பயன்

- வயிற்று நோய்களுக்கு நல்லது.

4. வெந்தயம் மிளகுப் பொடி
(மேதிகா சூரணம்)

தேவை

தோலுடன் சேர்ந்த முழுத் துவரை	– கால் கப்
வெந்தயம்	– ஒன்றரை டேபிள்ஸ்பூன்
மிளகு	– ஒரு டேபிள்ஸ்பூன்
பெருங்காயத் தூள்	– ஒரு டீஸ்பூன்
உப்பு	– தேவையான அளவு

செய்முறை

துவரையையும் வெந்தயத்தையும் வெறும் வாணலியில் வறுத்துக்கொள்ளவும். பாதி வறுபட்டுக்கொண்டிருக்கும்போதே அதனுடன் மிளகையும் சேர்க்கவும். அத்துடன் உப்பு, பெருங்காயம் சேர்த்து அரைக்கவும். லேசான கசப்புச் சுவையுடன் இருக்கும் இந்தப் பொடியை, சாதத்தில் கலந்து சாப்பிட சுவையாக இருக்கும்.

வெந்தயம்

Fenugreek என்றும், மேதி என்றும் அழைப்பார்கள். கீரை வகையைச் சேர்ந்தது. வட மாநிலங்களில் அதிகமாகப் பயன்படுத்துகிறார்கள். குளிர்ச்சியை உண்டாக்கும் தன்மை உடையது. வெந்தயக் கீரை வயிற்று உப்புசம், வயிற்று மந்தத்திற்கு மிகவும் சிறந்தது. வெந்தயத்தை வறுத்துப் பொடித்து நீருடன் சேர்த்து உட்கொள்ள வயிற்றுப் பொருமல், சீதபேதி மாறும். கஞ்சியில் சேர்த்துக் காய்ச்சிக் குடிக்க பால் பெருகும். வெந்தயத்தை அரைத்து எலுமிச்சம் பழச்சாறு சேர்த்துத் தலையில் தேய்த்துக் குளிக்க வர முடி வளரும்.

பயன்

- சர்க்கரை நோயையும் கொழுப்பையும் கட்டுப்படுத்தும்.

5. சீரகப் பொடி

தேவை

சீரகம்	–	அரை கப்
எலுமிச்சம்பழம்	–	10
இஞ்சி	–	50 கிராம்
ஏலக்காய்	–	சிறிதளவு
சீனிக் கற்கண்டு	–	100 கிராம்

செய்முறை

இஞ்சியை மண் போகக் கழுவி, தோலை நீக்கிச் சாறு எடுத்துக்கொள்ளவும் சீரகத்தை ஒரு பாத்திரத்தில் இட்டு இஞ்சிச் சாறை ஊற்ற வேண்டும். தொடர்ந்து எலுமிச்சம் பழச் சாறையும் ஊற்ற வேண்டும். இஞ்சி மற்றும் எலுமிச்சம்பழச் சாறில் சீரகம் நன்றாக மூழ்கி இருக்கவேண்டும். இதை அப்படியே 24 மணி நேரம் ஊறவைக்கவும்.

பிறகு சீரகத்தைத் தனியே வடித்தெடுத்து நிழலில் உலர்த்த வேண்டும். மாலையில் இதை எடுத்து மீதமுள்ள எலுமிச்சை – இஞ்சிச் சாறில் மீண்டும் ஊற வைக்க வேண்டும். அந்தச் சாறு முழுமையாக வற்றும் வரை தொடர்ந்து 5 அல்லது 6 நாட்கள் அப்படியே ஊற வைத்து நிழலில் உலர்த்த வேண்டும். நன்கு உலர்ந்த சீரகத்துடன் ஏலக்காய், சீனிக் கற்கண்டு சேர்த்து மிக்ஸியில் அரைக்க வேண்டும். இப்போது சீரகப்பொடி தயார். இந்தப் பொடியைத் தேவைப்படும்போது பயன்படுத்திக் கொள்ளலாம்.

உலர்த்திய சீரகத்துடன் கடலைப்பருப்பு, உளுத்தம்பருப்பு, காய்ந்த மிளகாய் ஆகியவற்றை வறுத்துச் சேர்த்து அரைத்து, உப்பு கலந்து வைக்கவும். இந்தச் சீரகப் பருப்புப்பொடியைச் சுடச்சுட சாதத்தில் நெய் சேர்த்துப் பிசைந்து சாப்பிட்டால் ஜீரணக் கோளாறுகள் நீங்கும்.

சீரகம்

ஆங்கிலத்தில் இதற்கு Cumin seed என்று பெயர். அகத்தைச் சீர் செய்வது சீரகம் என்று தமிழில் பொருள் கூறுவார்கள். வயிறு சம்பந்தமான உபாதைகளுக்குச் சிறந்தது. பித்தம், தலைச் சுற்றல் போன்றவற்றைக் குணமாக்குகிறது. பசியைத் தூண்டுகிறது. அடிக்கடி வரும் ஏப்பத்திற்கு மிகவும் சிறந்தது.

வயிற்றில் உள்ள வாயுவை வெளியேற்றும். சீரகத்தை நாட்டுச் சர்க்கரையுடன் சேர்த்து உண்ண, தேகம் வன்மை பெறும். பஞ்ச தீபாக்னி லேகியம், ஜீரகாதி லேகியம் போன்ற பல லேகியங்களில் சீரகம் இடம்பெறுகிறது.

6. எலுமிச்சை இலைப் பொடி

தேவை

நரம்பு நீக்கிய எலுமிச்சை இலை, நாரத்தை இலை, புளியங்கொழுந்து, விளாங்கொழுந்து	– நான்கும் தலா இரண்டு கைப்பிடி
மிளகு	– அரை கப்
பெருங்காயம்	– சிறிது
உப்பு	– தேவையான அளவு
புளி	– சிறிது

செய்முறை

வெறும் வாணலியில் புளியைச் சிறுதுண்டுகளாக்கிப் போட்டு வறுத்தெடுக்கவும். மிளகு, உப்பு, புளி ஆகிய மூன்றையும் சேர்த்து நன்கு பொடியாக்கிக்கொள்ளவும். இலை வகைகளை நன்கு இடித்து அத்துடன் மிளகு பொடித்ததையும் சேர்த்து மீண்டும் நன்கு இடித்து, ஜாடியில் பத்திரப்படுத்தி வைத்துக் கொள்ளவும். சாதத்தில் பிசைந்து சாப்பிட்டால் நல்ல ருசியாக இருக்கும்.

பயன்

- மந்தமாக இருக்கின்ற கல்லீரலைச் சுரக்கச் செய்யும். பசி ருசியை ஏற்படுத்தும். உணவிற்கு ருசியைக் கூட்டும்.

7. தூதுவளைப் பொடி

தேவை

தூதுவளை இலை	– 2 கப்
உளுத்தம் பருப்பு	– கால் கப்
துவரம் பருப்பு	– கால் கப்
பெருங்காயம்	– சிறு துண்டு

மிளகு	–	5
உப்பு	–	தேவையான அளவு
எள்	–	ஒரு டேபிள்ஸ்பூன்

செய்முறை

தூதுவளை இலைகளைச் சுத்தம் செய்து நன்கு உலர வைக்கவும். வெறும் வாணலியில் எள்ளை வறுக்கவும். சிறிது எண்ணெயைக் காயவைத்து, பருப்புகளை ஒவ்வொன்றாக வறுத்தெடுக்கவும். மிளகாயையும் அதே வாணலியில் வறுத்து, காய்ந்த தூதுவளை இலைகளை நன்றாக வதக்கிக்கொள்ளவும். ஆறியதும், பருப்பு, மிளகு, எள், உப்பு எல்லாவற்றையும் சேர்த்து அரைத்து, தூது வளை இலைகளையும் போட்டுப் பொடித் தெடுக்கவும். சாதத்தில் போட்டுப் பிசைந்து சாப்பிடலாம். சளியை அறுக்கும் சக்தி கொண்டது தூதுவளை.

பயன்

- இருமல், சளியினால் அவதிப்படுபவர்கள் தினமும் சாதத்தில் ஒரு ஸ்பூன் தூதுவளைப் பொடியைப் போட்டு சிறிது நெய் சேர்த்துப் பிசைந்து சாப்பிட்டால் மார்பகத்தில் சேர்ந்துள்ள சளி அகன்று நோய் எதிர்ப்புத் தன்மை ஏற்பட்டு நீண்ட நாள் சளியிலிருந்து விடுபட உதவும்.

8. பிரண்டைப் பொடி

தேவை

கணுநீக்கிய நார் இல்லாத பிஞ்சுப் பிரண்டைத் தண்டுகள்	–	ஒரு கைப்பிடி
தேங்காய்	–	ஒரு மூடி
மிளகு	–	10
கொத்தமல்லி	–	ஒரு டீஸ்பூன்
புளி	–	சிறு எலுமிச்சை அளவு
நல்லெண்ணெய்	–	2 டீஸ்பூன்
உப்பு	–	தேவையான அளவு
எள்	–	ஒரு டீஸ்பூன்
வெல்லம்	–	சிறிதளவு

செய்முறை

அடுப்பில் வாணலியை வைத்து நல்லெண்ணெய் ஊற்றி, கணு நீக்கிய பிரண்டைத் துண்டுகளை நன்கு வறுக்க வேண்டும். தேங்காயைத் துருவி அதனையும் பொன்னிறமாக வறுக்கவும். வெறும் வாணலியில் எள்ளை வறுக்கவும். மிளகு, கொத்தமல்லியைத் தனித்தனியே வறுத்து, புளி சேர்த்து, பிரண்டைத் துண்டுகளையும் சேர்த்து நன்றாக அரைக்கவும். பாதி அரைத்துக் கொண்டிருக்கும் போது தேங்காய்த் துருவல், உப்பு, வெல்லம் ஆகிய வற்றைச் சேர்த்து நன்றாக அரைத்து எடுக்கவும். இதை சாதத்தில் போட்டு, நெய் சேர்த்துச் சாப்பிட்டால் சுவையாக இருக்கும்.

பயன்

- மூல நோய்க்கு உற்ற மருந்து.
- ஜீரண சக்திக்கும் சிறந்தது.
- இரத்தமில்லா மூல நோய்க்கு மிகவும் நல்லது. மாதவிடாய் நிற்கும் காலத்தில் எலும்புகளில் கால்சியம் பற்றாக்குறையினால் ஏற்படும் ஆஸ்டியோபோரேசிஸ் நோய்க்கு மிகவும் சிறந்தது.

9. முடக்கத்தான் பொடி

தேவை

முடக்கத்தான் இலை	–	2 கப்
உளுத்தம்பருப்பு	–	கால் கப்
துவரம்பருப்பு	–	கால் கப்
கட்டிப் பெருங்காயம்	–	சிறு துண்டு
காய்ந்த மிளகு	–	6
உப்பு	–	தேவையான அளவு

செய்முறை

முடக்கத்தான் இலைகளை நன்றாகச் சுத்தம் செய்து ஈரம் போகக் காயவைக்கவும். வாணலியில் தலா கால் டீஸ்பூன் எண்ணெய் விட்டு, பருப்புகளைத் தனித்தனியே வறுத்தெடுக்கவும். முடக்கத்தான் இலைகளையும் வெறும் வாணலியில் சிறிய தீயில் வைத்து நன்றாக வதக்கவும். ஆறியவுடன் முதலில் பருப்பு, உப்பு, மிளகு வகைகளை ஒன்றாகப் பொடித்து, கடைசியாக

முடக்கத்தான் இலைகளையும் போட்டுப் பொடித்து எடுக்கவும். வாயுக் கோளாறுக்கு மிகச் சிறந்த நிவாரணி இந்தப் பொடி. சாதத்தில் போட்டுப் பிசைந்து சாப்பிடலாம்.

குறிப்பு

முடக்கத்தான் என்பதற்கு முடக்கு அறுத்தான் என்று பொருள். முடக்கு என்றால் மூட்டுக்களில் ஏற்படுகின்ற விறைப்புத் தன்மை (stiffness). முடக்கத்தான் வாத நோய்களுக்கு மிகவும் சிறந்தது. இதற்கு muscles relaxant (தசை இளக்கி) எனும் குணம் உண்டு. வாத நோய்களினால் அவதிப்படுபவர்களும், வாயுவால் அவதிப் படுபவர்களும் இதை சாதத்தில் பிசைந்து நெய் கலந்து சாப்பிட நல்ல பலன் கிடைக்கும்.

10. கலந்துப் பொடி
(ஸக்கிராஸ சூரணம்)

தேவை

சுக்கு	– பெரிய துண்டு
சீரகம்	– ஒரு டீஸ்பூன்
மிளகு	– ஒரு டீஸ்பூன்
வேப்பம்பூ	– சிறிதளவு
உளுத்தம்பருப்பு	– 2 டேபிள்ஸ்பூன்
துவரம்பருப்பு	– 2 டேபிள்ஸ்பூன்
பெருங்காயம்	– சிறிதளவு
உப்பு	– தேவையான அளவு
கறிவேப்பிலை	– சிறிதளவு

செய்முறை

மேலே கூறிய பொருட்களைத் தனித்தனியே எண்ணெய் விடாமல் வறுத்து, பொடித்துச் சலித்துக்கொள்ளவும்.

பயன்

* பிரசவித்த பெண்கள் ஒரு டீஸ்பூன் பொடியைச் சுடுசாதத்தில் சேர்த்து நெய் விட்டுப் பிசைந்து சாப்பிட் டால் வயிற்றில் வாயு அண்டாது. பால்குடிக்கும் குழந்தையும் வாந்தி எடுக்காது.

விளக்கம்

ஸக்கிராஸம் என்றால் உணவுடன் சேர்த்துச் சாப்பிடுவது என்று பொருள். ஆயுர்வேதத்தில் அஷ்ட சூரணம் போன்ற

சூரணங்கள் உள்ளன. இதைச் சோற்றில் முதல் கவளத்துடன் சற்று நெய் சேர்த்துச் சாப்பிடுவார்கள். இது அபான வாயுவை யும், ஸமான வாயுவையும் சீர் செய்யும். அக்னியைச் சமப்படுத் தும். குழந்தையில்லாதவர்களுக்கு மருந்து கொடுக்கும்பொழுது ஸக்கிராஸம் என்ற கிரமத்தில் மருந்து கொடுப்பது பாரம்பரிய மருத்துவ முறையாகும்.

11. பிள்ளைபெற்றாள் பொடி

(ஸூதிகா சூரணம்)

தேவை

சுக்கு	– கால் கிலோ
திப்பிலி	– 5 கிராம்
மிளகு	– ஒரு டேபிள்ஸ்பூன்
ஓமம்	– அரை டீஸ்பூன்
மஞ்சள்	– சிறிய துண்டு
ஜாதிக்காய், ஜாதிபத்திரி, இலவங்கம்	– தலா சிறிதளவு
பனைவெல்லம்	– 50 கிராம்

செய்முறை

மேற்கண்ட பொருட்களைத் தனித்தனியே வறுத்து அரைத்து சலித்து வைத்துக்கொள்ளவும். தேவையானபோது இந்தப் பொடி யில் சிறிது எடுத்து, பனைவெல்லத்தைப் பாகு காய்ச்சி ஊற்றி, ஜாதிக்காய், ஜாதிபத்திரி, லவங்கத்தை நெய்யில் வறுத்துப் போடவும். ஏலக்காயையும் பொடித்துப் போடவும். இந்தப் பொடி ஜீரண சக்தியைத் தூண்டும். குழந்தை பெற்றவர்களுக்குச் சிறந்த மருந்து.

12. பாதாம் பொடி

தேவை

பாதாம்பருப்பு	– 2 டேபிள் ஸ்பூன்
ஏலக்காய்	– 5 அல்லது 6
சர்க்கரை	– 2 டேபிள் ஸ்பூன்

செய்முறை

கொதிக்கும் நீரில் பாதாம் பருப்பைப் போட்டு ஒரு மணி நேரம் ஊற வைத்து, தோலை உரித்துக்கொள்ளவும்.

கடாய் காய்ந்ததும், கை பொறுக்கும் சூட்டில் பாதாம்பருப்பை வறுக்கவும். ஆறியதும் பாதாம் பருப்பு, சர்க்கரை, ஏலக்காய் சேர்த்துப் பொடித்துக்கொள்ளவும்.

பாலில் இந்தப் பொடியைக் கலந்து சுண்டக் காய்ச்சி, மேலே பொடியாக நறுக்கிய பாதாம் பருப்பைச் சிறிது தூவினால் பாதாம்கீர் தயாராகும்.

பாதாம் பொடி ஆண்மைச் சக்தியை அதிகரிக்கும். உடலுக்கு போஷாக்கு அளிக்கும்.

13. கொள்ளு பருப்புப் பொடி

தேவை

துவரம் பருப்பு	–	2 கப்
கொள்ளு	–	ஒரு டேபிள் ஸ்பூன்
மிளகு	–	10
காய்ந்த மிளகாய்	–	5 அல்லது 6
பெருங்காயம்	–	சிறிதளவு
உப்பு	–	தேவையான அளவு

செய்முறை

கொள்ளை நன்றாகச் சுத்தம் செய்து மிக்ஸியில் ஒன்றிரண்டாகப் பொடித்துக்கொள்ளவும். வெறும் வாணலியில் கொள்ளைப் போட்டு வெடிக்கும் வரை மிதமான தீயில் லேசாக வறுத்து ஆற வைக்கவும். கடாயில் துவரம்பருப்பு, மிளகு, காய்ந்த மிளகாய், பெருங்காயம், உப்பு ஆகியவற்றை வாசனை வரும்வரை வறுக்கவும். ஆறியதும், கொள்ளுடன் சேர்த்து மிக்ஸியில் அரைக்கவும்.

பயன்

- இந்தப் பொடியைச் சூடான சாதத்துடன் கலந்து சாப்பிடலாம். புரதச்சத்து நிறைந்தது. உடலில் இருக்கும் அதிகப்படியான கொழுப்பைக் குறைத்துவிடும்.

14. ஊட்டச்சத்துப் பொடி

(ஸந்தர்ப்பண சூரணம்)

தேவை

ஓட்ஸ்	–	ஒரு கப்
பொட்டுக்கடலை	–	அரை கப்

கோதுமை மாவு	–	ஒரு கப்
பயத்தம்பருப்பு	–	அரை கப்
தோலுரித்த பாதாம்	–	ஒரு டேபிள்ஸ்பூன்
ஏலக்காய்	–	ஒரு டீஸ்பூன்
முந்திரிப்பருப்பு	–	ஒரு டேபிள்ஸ்பூன்

செய்முறை

பயத்தம்பருப்பை வெறும் கடாயில் சிவக்க வறுத்துப் பொடிக்கவும். கோதுமை மாவையும், ஓட்ஸையும் வறுத்துக் கொள்ளவும். வறுத்தவற்றை மிக்ஸியில் ஒரு சுற்றுச் சுற்றவும். பொட்டுக்கடலை, சர்க்கரை, முந்திரிப்பருப்பு, தோலுரித்த பாதாம், ஏலக்காய் சேர்த்துப் பொடித்து எல்லாவற்றையும் நன்றாகக் கலந்து வைக்கவும்.

உபயோகிக்கும் முறை

பாலைக் கொதிக்கவிட்டு இந்தப் பொடியைப் போட்டு ஒரு கொதி வந்ததும் இறக்கிப் பரிமாறவும்.

ஊட்டச்சத்துப் பொடி உடலுக்கு சக்தி அளிக்கும் புரதம் மற்றும் போஷாக்கு உள்ளது. வளரும் குழந்தைகளுக்கும், நோயி லிருந்து விடுபட்டவர்களுக்கும் இதைக் கொடுக்கலாம். சர்க்கரை வியாதி உள்ளவர்கள் இனிப்பை நீக்கிவிட்டுப் பயன்படுத்தலாம்.

15. முருங்கைக் கீரைப் பொடி
(சிக்ருவாதி சூரணம்)

தேவை

முருங்கைக்கீரை	–	தேவையான அளவு
மிளகு	–	கீரைக்கேற்ப
சீரகம்	–	10 (அ) 20 கிராம்
மிளகு	–	20 கிராம்
உளுத்தம் பருப்பு	–	150 கிராம்
இந்துப்பு	–	தேவைக்கேற்ப

கீரையை, மிளகு, சீரகம் மற்ற பொருளைவிட 10 மடங்கு அல்லது அதற்கு மேலும் எடுத்துக்கொள்ளவும்.

செய்முறை

முற்றாத முருங்கைக்கீரையைக் கிளையுடன் பறித்து நீரில் கழுவி, பூச்சிகள், தூசிகள் நீக்கி, அப்படியே மெல்லிய

துணிமேல் பரப்பி வெயிலில் உலர வைத்தால் அன்று மாலையே கிளைகள் தனியாகவும், இலைகள் தனியாகவும் வந்துவிடும். பசுமையான கீரை நன்றாக உலர்ந்த பின்பு அரைத்துச் சலித்துக்கொள்ளவும். வாணலியில் உளுந்து, மிளகு, சீரகம் இவைகளை வறுத்து கீரைப் பொடியுடன் கலந்து ஒரு பாத்திரத்தில் வைத்துக்கொள்ளவும். சாப்பிடும் போது நெய் ஊற்றிப் பிசைந்து சாப்பிடவும்.

எல்லாக் கீரைகளையும்விட முருங்கைக் கீரையில் விட்டமின் ஏ அதிகம் உள்ளதால் கண்பார்வைக் குறைவு, மாலைக்கண் நோய் உள்ளவர்கள் இதைப் பயன்படுத்தலாம். பொட்டாசியம் உள்ளதாலும், சோடியம் இல்லாததாலும், அதிக இரத்த அழுத்தத் தால் அவதியுறுபவர்கள் பயன்படுத்தலாம்.

பயன்

- மலச்சிக்கலைக் குறைக்கும்
- ரத்த சோகையை நீக்கும்.

குறிப்பு

முருங்கைக்கு சிக்ரு, சோபாஞ்சனம் என்ற பெயர்கள் உண்டு. எல்லா இடங்களிலும் காணப்படும். உஷ்ண வீரியம் உடையது. இதனுடைய இலை தலை நோய், தலைச்சுற்று, மயக்கம் போன்றவற்றிற்கு நல்லது. வயிற்றுப் புழுக்களை மாற்றுவதற்கு முருங்கை இலை சிறந்தது. முருங்கையைப் பொறுத்தவரை இலை, பூ, காய், பிஞ்சு, விதை, ஈர்க்கு, பட்டை, பிசின், சமூலம் இவை அனைத்தும் மருத்துவக் குணம் கொண்டவை.

16. மணத்தக்காளிப் பொடி

தேவை

மணத்தக்காளிக் காய்	– 2 கப்
மிளகு	– 20 கிராம்
சீரகம்	– 20 கிராம்
உளுத்தம் பருப்பு	– 100 கிராம்
பூண்டு	– முழுசு ஒன்று
பசுநெய்	– 25 கிராம்
மிளகாய்	– 5

செய்முறை

நிழலில் காயவைத்த மணத்தக்காளிக் காயை இரண்டு ஸ்பூன் நெய் விட்டு வறுத்து, அத்துடன் மிளகு, சீரகம், உளுத்தம் பருப்பு போட்டு வறுத்து, மிக்ஸியில் பூண்டைத் தோலுரித்துப் போட்டு, மிளகாயை வறுத்துப் போட்டு, உளுந்து எல்லா வற்றையும் சேர்த்து மிக்ஸியில் பொடி செய்யவும். கடைசியாக உப்பையும் சேர்த்து ஒரு பாட்டிலில் வைத்து, தேவையான போது சூடான சாதத்தில் பசு நெய்யுடன் பிசைந்து சாப்பிடவும்.

பயன்

- உடல் வலி, அசதி நீங்கும்.
- வாய்ப்புண் ஆறும்
- அல்சர் குணமாகும்.

5
குழம்பு, கூட்டு

1. சுண்டைக்காய் மோர்க் குழம்பு

தேவை

சுண்டைக்காய்	– 2 கப்
கெட்டித்தயிர்	– 4 கப்
சீரகம்	– ஒரு டீஸ்பூன்
பெருங்காயம்	– ஒரு துண்டு
மிளகு	– மூன்று
பச்சரிசி	– ஒரு டீஸ்பூன்
துவரம்பருப்பு	– இரண்டு ஸ்பூன்
சின்ன வெங்காயம் அரிந்தது	– மூன்று கைப்பிடி
தக்காளி	– மூன்று
காய்ந்த மல்லி விதை	– இரண்டு ஸ்பூன்
கடுகு	– ஒன்றரை ஸ்பூன்
மஞ்சள் பொடி	– ஒரு ஸ்பூன்
கடலைபருப்பு	– ஐந்து டீஸ்பூன்
கறிவேப்பிலை	– மூன்று இணுக்கு
மல்லித்தழை	– இரண்டு கொத்து

தாளிக்க

தேங்காய் எண்ணெய்	– 6 ஸ்பூன்
உப்பு	– தேவையான அளவு

செய்முறை

முதல் நாளே தயிரில் உப்புத் தூள் போடவும். சுண்டைக் காய்களை நீரில் அலசி நீரை வடிய விட்டு, இரண்டிரண்டாக அரிந்து தயிரில் போடவும். தேவையானால் மிளகுத்தூள் ஒரு டீஸ்பூன் போடவும்.

வாணலியில் எண்ணெயை ஊற்றி, கடலைப் பருப்பைப் போட்டு, சிவக்கும் போதே மிளகாயைக் கிள்ளிப் போடவும். பிறகு, பெருங்காயம் போடவும். பொரிந்து வரும்போது கடுகைப் போடவும். கடுகு பொரிந்ததும், அரிந்த வெங்காயம், தக்காளியைப் போட்டு வதக்கவும். கறிவேப்பிலை போடவும். மல்லித் தழையைப் பொடியாக அரிந்து போட்டு, வதக்கி, அம்மியில் மிளகு, காய்ந்த மல்லி, சீரகம் இவற்றை அரைத்துத் தாளித்து அம்மி கழுவிய நீரை ஊற்றவும். இத்துடன் துவரம் பருப்பு, பச்சரிசி இவற்றையும் அரைத்து, கொதிக்கும் குழம்பில் மஞ்சள் பொடி போட்டு, துவரம் பருப்பு, பச்சரிசி அரைத்த விழுதைக் கரைத்து ஊற்றவும். நன்றாக ஒரு பொங்கு பொங்கி வரும்போது இறக்கி சிறிது உப்புத் தூள் போடவும். இவ்வாறு கொதித்த குழம்பை, கொதி அடங்கியதும் சுண்டைக்காய் கலந்த தயிரில் கலக்கவும்.

பயன்

- வாய்ப்புண், வயிற்றுப்புண், கர்ப்பப்பைப் புண் ஆறும்.
- ஜீரண சக்தியுண்டாகும்.
- மலம் சுத்தி ஏற்படும்.
- கிராணிக் கழிச்சல் குணமாகும்.
- கீரைப் பூச்சி வெளியேறும்.

(சுண்டைக்காயை வற்றலாக்கி, அந்த வற்றலையும் சேர்த்து மோர்க்குழம்பு வைக்கலாம்.)

2. பிரண்டை புளிக் குழம்பு

தேவை

மிளகு	–	பத்து
காய்ந்த மல்லி	–	இரண்டு கரண்டி அளவு
சோம்பு	–	ஒரு ஸ்பூன்
தேங்காய்	–	அரை மூடி
கடலைப் பருப்பு	–	நான்கு ஸ்பூன்

பழைய (அ) சுட்ட புளி	– அரை நெல்லிக்காய் அளவு
பிரண்டைக் கொடி	– இளம் தண்டுகள் ஒரு கப்
உப்பு	– தேவையான அளவு
பசுநெய்	– நான்கு ஸ்பூன்
வெந்தயம்	– ஒரு ஸ்பூன்
சின்ன வெங்காயம் பொடியாக அரிந்தது	– ஒரு கைப்பிடி
தக்காளி	– இரண்டு
பெருங்காயம்	– ஒரு துண்டு

செய்முறை

வாணலியில் மல்லி, மிளகாய் இவற்றை வறுத்து அரைக்கவும். பிறகு சோம்பு, தேங்காய், கடலைப் பருப்பை வறுத்து தனியே இம்மூன்றையும் அரைத்து வைக்கவும். புளியைக் கரைத்து, மிளகாய், மல்லி அரைத்த விழுதைக் கரைத்து வைக்கவும். உப்பைப் போடவும். வாணலியில் நெய்விட்டு வெந்தயம் போட்டு, வெடித்ததும் பிரண்டையைப் போட்டு வதக்கவும். குழம்பை ஊற்றும் முன் பெருங்காயம் போட்டு வெங்காயம், தக்காளியைப் போட்டு வதக்கவும். பொரிந்ததும் குழம்பைத் தாளிக்கவும். தேங்காய்த் துருவல், சோம்பு, கடலைப் பருப்பு அரைத்த விழுதை ஊற்றி, மீதி நெய்யை ஊற்றவும். சாப்பாட்டில் போட்டு சாப்பிடவும். பிரண்டையையும் தொட்டுக்கொண்டு சாப்பிடவும்.

பிரண்டையை வதக்கி, புளி சேர்த்தால்தான் நாவில் அரிப்பையும், வயிற்றில் எரிச்சலையும் உண்டாக்காமல் இருக்கும்.

பயன்

- அஜீரணத்தைப் போக்கும்.
- பசியைத் தூண்டும்.
- எலும்புக்குப் பலத்தைத் தரும்.

குறிப்பு

பிரண்டையை வஜ்ஜிரவல்லி என்பார்கள். இது ஒரு கொடி இனம். இதில் பல சத்துக்கள் இருக்கின்றன. மூல நோய்க்குச் சிறந்தது. பசியை உண்டாக்கும். இதில் வடகம் செய்து உட்கொள்ள, கல்லீரலில் படியும் கொழுப்பு மாறும். இதனுடைய இளம் தண்டை நெய் விட்டு வதக்கி திதி காலங்களில் துவையல்

செய்வார்கள். பிரண்டையை நெய் விட்டு வறுத்து, கொட்டைப் பாக்கு அளவு அரைத்துச் சாப்பிட மூலநோய்கள் மாறும். சுண்ணாம்பு நீரில் இதைச் சுத்தி செய்யலாம். பிரண்டைவேர் எலும்புகளுக்குப் பலம் தரும்.

3. கோவைக்காய்க் கூட்டு

தேவை

கோவைக்காய்	– கால் கிலோ
பாசிப்பயறு	– 50 கிராம்
துவரம்பருப்பு	– 50 கிராம்
சின்ன வெங்காயம்	– ஒரு கைப்பிடி
தக்காளி	– 4
மல்லித்தூள்	– ஒரு ஸ்பூன்
மிளகு	– 5
தேங்காய்த் துருவல்	– ஒரு மூடி
சோம்பு	– ஒரு ஸ்பூன்
சீரகப்பொடி	– ஒரு ஸ்பூன்
கடலைப் பருப்பு	– 5 ஸ்பூன்
கறிவேப்பிலை	– மூன்று இணுக்கு
மல்லித்தழை	– ஒரு கொத்து
வெல்லம்	– இரண்டு ஸ்பூன்
பசுநெய்	– 10 கிராம்
கடுகு	– ஒரு ஸ்பூன்
மஞ்சள் பொடி	– ஒரு ஸ்பூன்
உப்பு	– தேவையான அளவு

செய்முறை

பருப்புகளை மஞ்சள் பொடியுடன் வேகவிடவும். மல்லித்தூள் போடவும். கோவைக்காய்களை அலசி சிறு துண்டுகளாக அரிந்து போட்டு வேக விடவும். உப்பு சேர்க்கவும். தேங்காய்த் துருவல், சோம்பு இவற்றை அரைத்து, காய் வெந்ததும் ஊற்றவும். வெல்லம் போட்டுக் கிளறிவிடவும். வாணலியில் நெய் விட்டு கடலைப் பருப்பு போட்டு சிவந்ததும், மிளகாயைக் கிள்ளிப் போட்டு, கடுகு போட்டு வெடித்ததும், வெங்காயம், தக்காளி போட்டு வதக்கி, கறிவேப்பிலையை உருவிப் போட்டு மல்லித் தழையைப் பொடியாக அரிந்து போட்டு வதக்கி, கோவைக் காயைத் தாளிக்கவும்.

இந்தக் கோவைக்காய்க் கூட்டை சாதத்தில் பிசைந்தும் சாப்பிடலாம். இட்லி, தோசை, பூரி, சப்பாத்தி, உப்புமா போன்ற வற்றுக்கும் தொட்டுச் சாப்பிடலாம்.

பயன்

- நீரிழிவு நோயைக் கட்டுப்படுத்தும்.
- கண்களுக்குக் குளிர்ச்சியூட்டும்.
- புண்களை ஆற்றும்.
- இதயவியாதி, மஞ்சள்காமாலை போன்றவை குணமாகும்.

4. நேந்திரங்காய் எரிசேரி

தேவை

நேந்திரங்காய் (ஏத்தன்காய்)	–	அரை கிலோ
புளித்த மோர்	–	200 மிலி
மஞ்சள்பொடி	–	15 கிராம்

செய்முறை

நேந்திரங்காயைத் தோல் நீக்கிவிட்டுச் சிறு சிறு துண்டு களாக நறுக்கிச் சிறிது நீர் சேர்த்து வைத்துக்கொள்ளவும். மஞ்சள், மிளகு, மிளகாய், உப்பு இவைகளை ஒன்றாய்க் கலந்து வெண்ணெய்போல் அரைத்து அதை நேந்திரங்காயுடன் சேர்த்துக் காய்ச்சவும். காய் வெந்து அதிலுள்ள நீர் சுண்டிப்போவதற்கு முன்பு அக்கலவையை நன்றாக மசிக்கவும். பின்பு தேங்காயைப் பூப்போல் துருவி மூன்று பாகமாக்கவும். அதில் ஒரு பாகத்தை யும் சீரகத்தையும் வெண்ணெய்போல் அரைத்து அதை மசித் திருக்கும் எரிசேரியில் கலந்து கொதிக்க வைத்து அடுப்பிலிருந்து இறக்கவும்.

மீதி இருக்கும் தேங்காயின் ஒரு பாகத்தை ஒரு பாத்திரத்தில் எடுத்து பக்குவமாக வறுக்கவும். வறுத்த தேங்காயின் ஈரம்நீங்கிய பின், தேங்காயெண்ணெயை வறுபட்டுக்கொண்டிருக்கும் தேங்காய்த் துருவலில் சேர்க்கவும். எண்ணெய் காய்ந்தவுடனே, கடுகு, உளுத்தம்பருப்பு இவைகளைத் தேங்காயுடன் சேர்த்து எண்ணெயில் போட்டுத் தாளித்து எரிசேரியில் கொட்டிக் கிளறிப் பின்பு பரிமாறவும்.

இதைப் போலவே சேனை, ரஸ்தாளி வாழைக்காய், பறங்கிக் காய் முதலிய காய்களைக் கொண்டும் எரிசேரி செய்யலாம். சேனை எரிசேரி மிகவும் பத்தியமானது.

5. எருபுளி
(காளன்)

தேவை

நேந்திரங்காய் என்னும் ஏத்தன்காய்	–	300 கிராம்
சேனை	–	500 கிராம்
மஞ்சள்பொடி	–	50 கிராம்
புளித்த மோர்	–	200 மிலி
உப்பு	–	தேவைக்கேற்ப
மஞ்சள்பொடி	–	25 கிராம்
மிளகு	–	25 கிராம்
மிளகாய்	–	25 கிராம்
புளித்த தயிர்	–	12 லிட்டர்
பச்சைக் கறிவேப்பிலை	–	50 கிராம்
தேஙகாய்	–	இரண்டு
சீரகம்	–	15 கிராம்
தேங்காய் எண்ணெய்	–	100 கிராம்
கடுகு	–	50 கிராம்
வெந்தயம்	–	13 கிராம்

செய்முறை

நேந்திரங்காயின் தோலை நீக்கிவிட்டு இரண்டாய்ப் பிளந்து வைத்துக்கொள்ளவும். சேனையின் தோலைப்போக்கி எலுமிச்சங்காய் அளவு நறுக்கி வைத்துக்கொள்ளவும். மஞ்சள் பொடி, புளித்த மோர் இவைகளை மேற்சொன்ன காய், கிழங்குகளில் போட்டு நன்றாய்க் கிளறிக் கொடுக்கவும். அதில் மிளகு, மிளகாய் இவ்விரண்டையும் மட்டும் நீரைவிட்டு வெண்ணெய்போல் அரைத்து வைத்துக்கொள்ளவும். மற்ற எல்லாவற்றையும் பாத்திரத் திலிருக்கும் நீரோடு சேர்த்து அதை அடுப்பில் வைத்து வேகவைக்க வேண்டும். அது நன்றாய் வெந்து நீர் வற்றியபின், புளித்த தயிர், பச்சைக் கறிவேப்பிலை இவைகளை அதில் சேர்க்கவும். தேங்காயைப் பூப் போல் துருவி சீரகத்துடன் கலந்து, அரைத்து எருபுளியில் கலக்கவும். பின்பு அடுப்பை விட்டு இறக்கி, கடுகு, வெந்தயம், இவற்றைத் தாளித்து எருபுளியில் கொட்டிக் கலந்து உபயோகிக்க வேண்டும்.

6

ரஸம்

1. பூண்டு ரஸம்

தேவை

புளி	–	எலுமிச்சம்பழ அளவு
உப்பு	–	1 டீஸ்பூன்
பூண்டு	–	4 பல்
பெருங்காயத்தூள்	–	கால் டீஸ்பூன்
மிளகு	–	அரை டீஸ்பூன்
காய்ந்த மிளகு	–	4
எண்ணெய்	–	கால் டீஸ்பூன்
கடுகு	–	கால் டீஸ்பூன்
கறிவேப்பிலை	–	சிறிதளவு

செய்முறை

புளியை 2 கப் நீரில் கரைத்து வடிகட்டி உப்பு போட்டு கொதிக்கவிடவும். இதில் பெருங்காயத் தூளையும் சேர்க்கவும். பிறகு காய்ந்த மிளகாய், மிளகு, பூண்டு இவற்றைக் கரகரப்பாக அரைத்துச் சேர்க்கவும். கடைசியாக எண்ணெயில் கடுகு, கறிவேப்பிலை சேர்த்துத் தாளித்து இறக்கவும்.

பயன்

- இது குல்மம் எனும் வயிற்றுக் கட்டிக்கு நல்லது.
- வயிற்று உப்புசத்திற்குச் சிறந்தது.
- மாதவிடாய் காலங்களில் ஏற்படும் வயிற்று வலிக்கு நல்லது.
- இடுப்பு வலியினால் ஏற்படும் நரம்புப் பிடிப்புக்கும் விட்டு விட்டு வரும் காய்ச்சலுக்கும் பூண்டு ரஸத்தை உணவாகக் கொடுக்கலாம்.
- பக்கவாதம் போன்ற நோயிலிருந்து விடுபட்ட பிறகு பூண்டு ரஸம் செய்து கொடுப்பது ஒரு மரபாகும்.

2. இஞ்சி ரஸம்

தேவை

தக்காளி	– 1
புளி	– எலுமிச்சம்பழ அளவு
உப்பு	– 1 டீஸ்பூன்
பெருங்காயத்தூள்	– கால் டீஸ்பூன்
கடலைப்பருப்பு	– 1 டீஸ்பூன்
துவரம்பருப்பு	– 1 டீஸ்பூன்
மிளகு	– 1 டீஸ்பூன்
சீரகம்	– அரை டீஸ்பூன்
இஞ்சித் துண்டுகள் (நறுக்கியது)	– 1 டேபிள்ஸ்பூன்
நெய்	– கால் டீஸ்பூன்
எண்ணெய்	– கால் டீஸ்பூன்
கடுகு	– கால் டீஸ்பூன்
கறிவேப்பிலை	– சிறிது
கொத்தமல்லி	– சிறிது
வெல்லம்	– கொட்டைப்பாக்கு அளவு

செய்முறை

இஞ்சியைத் தவிர மற்ற எல்லாப் பொருட்களையும் நெய்யில் வறுத்து, பிறகு இஞ்சியையும் சேர்த்து நைஸாக அரைத்து வைத்துக்கொள்ளவும். துவரம்பருப்பைக் கால் டீஸ்பூன் மஞ்சள்

தூள் சேர்த்து வேக வைக்கவும். தக்காளியைப் பொடியாக நறுக்கி, கால் கப் தண்ணீர் சேர்த்துக் கொதிக்க வைக்கவும். புளியை ஒரு கப் நீரில் நன்கு கரைத்து வடிகட்டித் தக்காளி நீரில் ஊற்ற வேண்டும். அதில் உப்பு, பெருங்காயத்தூள் சேர்த்து அரைத்த விழுதையும் போட்டு, கொதித்தவுடன் துவரம்பருப்பை அதில் சேர்த்து சிறிது வெல்லத்தையும் போட்டு நுரைத்துப் பொங்கி வரும் சமயத்தில் இறக்கி கடுகு, கறிவேப்பிலை, கொத்த மல்லி தாளித்துக் கொட்டவும்.

பயன்

- ஜீரண சக்தியை அதிகரிக்கும்.
- பிள்ளை பெற்றவர்களுக்கு இதைக் கொடுக்கலாம்.
- தாய்ப்பாலை அதிகரிக்கும்.
- வயிற்றைச் சுத்தி செய்யும்.

குறிப்பு

வயிற்றுப்புண் உடையவர்கள் மிகவும் கவனத்துடன் உண்ண வேண்டும்.

3. புதினா ரஸம்

தேவை

துவரம்பருப்பு	– 1 டீஸ்பூன்
பாசிப்பருப்பு	– கால் கப்
மஞ்சள் தூள்	– கால் டீஸ்பூன்
புளி	– கொட்டைப்பாக்கு அளவு
எலுமிச்சம்பழம்	– பாதி
தக்காளி	– ஒன்று
உப்பு	– ஒரு டீஸ்பூன்
புதினா	– கால் கப்
உளுத்தம்பருப்பு	– ஒரு டீஸ்பூன்
காய்ந்த மிளகு	– மூன்று
மிளகு	– ஒரு டீஸ்பூன்
தனியா	– 2 டீஸ்பூன்
எண்ணெய்	– கால் டீஸ்பூன்
கடுகு	– கால் டீஸ்பூன்
சீரகம்	– கால் டீஸ்பூன்

செய்முறை

பொடிப்பதற்கான பொருட்களை எண்ணெய் விட்டுச் சிவக்க வறுத்து, பொடித்து வைத்துக்கொள்ளவும். துவரம்பருப்பு, பாசிப்பருப்பு இரண்டையும் ஒன்றாகச் சேர்த்து கால் டீஸ்பூன் மஞ்சள்தூள் சேர்த்து வேக வைத்து எடுத்துக்கொள்ளவும். தக்காளியைப் பொடியாக நறுக்கி, அரை கப் தண்ணீரில் வேக வைக்கவும். பிறகு புளியை ஒரு கப் தண்ணீரில் கரைத்து வடி கட்டி அதில் சேர்த்து உப்பையும் போடவும். பின்னர் பொடித்து வைத்துள்ள பொடியைப் போட்டு வேக வைத்துள்ள பருப்பையும் சேர்க்கவும். புதினாவைப் பொடியாக நறுக்கி, சிறிது எண்ணெய் விட்டு வதக்கி அதில் போட்டுக் கொதித்ததும் இறக்கி, கடுகு, சீரகம் சேர்த்துத் தாளிக்கவும். கடைசியாக எலுமிச்சம்பழத்தைப் பிழிந்து விடவும்.

பயன்

- பசியைத் தூண்டும். கல்லீரலைச் சுத்தி செய்யும்.
- ஜீரணத்திற்கு நல்லது.

4. திப்பிலி ரஸம்

தேவை

புளி	–	எலுமிச்சம்பழ அளவு
உப்பு	–	ஒரு டீஸ்பூன்
பெருங்காயத்தூள்	–	கால் டீஸ்பூன்

ரசப்பொடிக்கு

திப்பிலி	–	4 துண்டுகள்
காய்ந்த மிளகாய்	–	4
மிளகு	–	1 டீஸ்பூன்
துவரம்பருப்பு	–	1 டீஸ்பூன்
சீரகம்	–	அரை டீஸ்பூன்
நெய்	–	கால் டீஸ்பூன்
கடுகு	–	கால் டீஸ்பூன்
கறிவேப்பிலை	–	சிறிது

செய்முறை

பொடிக்குத் தேவையானவற்றைக் கால் டீஸ்பூன் நெய்விட்டு வறுத்துப் பொடித்துக்கொள்ளவும். புளியை 2 கப் நீர்விட்டுக்

கரைத்துக்கொள்ளவும். உப்பு, பெருங்காயம் சேர்த்துக் கொதிக்க வைக்கவும். பிறகு பொடியைப் போட்டு, நெய்யில் கடுகு, கறிவேப்பிலை போட்டுத் தாளித்து இறக்கவும்.

பயன்

- கபத்தைத் தணிக்கும். வாத நோய்க்குச் சிறந்தது.
- கல்லீரல், மண்ணீரல் நோய்களுக்குச் சிறந்தது.
- சுவாச காஸம் இருமல், இழுப்பு உள்ளவர்களுக்கு மிக்கப் பலன் அளிக்கும்.

5. நார்த்தங்காய் ரஸம்

தேவை

துவரம்பருப்பு	–	கால் டீஸ்பூன்
தக்காளி	–	1
மஞ்சள்தூள்	–	கால் டீஸ்பூன்
பெருங்காயத்தூள்	–	கால் டீஸ்பூன்
தனியா	–	3 டீஸ்பூன்
மிளகு	–	1 டீஸ்பூன்
சீரகம்	–	அரை டீஸ்பூன்
காய்ந்த மிளகு	–	4
எண்ணெய்	–	கால் டீஸ்பூன்
கடுகு	–	கால் டீஸ்பூன்
கொத்தமல்லி	–	தேவைக்கேற்ப
கறிவேப்பிலை	–	தேவைக்கேற்ப
நார்த்தங்காய்ச் சாறு	–	4 டேபிள் ஸ்பூன

செய்முறை

பொடிக்க வேண்டியவற்றை வறுக்காமல் பொடித்து வைத்துக் கொள்ளவும். துவரம்பருப்பை மஞ்சள்தூள் சேர்த்து வேகவைத்து எடுத்துக்கொள்ளவும். தக்காளியைத் துண்டுகளாக நறுக்கி ஒரு கப் தண்ணீரில் வேக வைக்கவும். பிறகு வேக வைத்த துவரம் பருப்பைச் சேர்த்து உப்பையும், பெருங்காயத்தூளையும் சேர்த்துக் கொதி வந்ததும் பொடித்து வைத்துள்ள பொடியைச் சேர்த்துக் கொதிக்க வைத்து இறக்கிக் கடுகு, கறிவேப்பிலை, கொத்தமல்லி போட்டுத் தாளிக்கவும். கடைசியாக நார்த்தங்காய்ச் சாறை ஊற்றி கலக்கி வைக்கவும்.

பயன்

- பசியைத் தூண்டச் செய்யும்.
- கணைய நோய்களுக்குச் சிறந்தது
- கல்லீரலில் படிந்துள்ள கொழுப்பை மாற்றும்.

6. வாதநாராயண இலை ரஸம்

தேவை

புளி	– எலுமிச்சம்பழ அளவு
உப்பு	– 1 டேபிள் ஸ்பூன்
வாதநாராயண இலை	– கால் கப்
பூண்டு	– 4
பெருங்காயத்தூள்	– கால் டீஸ்பூன்
எண்ணெய்	– கால் டீஸ்பூன்
தனியா	– 2 டீஸ்பூன்
கடலைப்பருப்பு	– 1 டீஸ்பூன்
மிளகு	– 1 டீஸ்பூன்
சீரகம்	– கால் டீஸ்பூன்
உளுத்தம்பருப்பு	– 1 டீஸ்பூன்
நெய்	– கால் டீஸ்பூன்
கடுகு	– கால் டீஸ்பூன்
கறிவேப்பிலை	– சிறிது

செய்முறை

புளியை இரண்டு கப் தண்ணீர் விட்டு நன்றாகக் கரைத்து வடிகட்டி வைத்துக்கொள்ளவும். அத்துடன் உப்பு சேர்த்து அடுப்பில் வைத்து நன்கு கொதிக்க வைக்கவும். பொடி தயாரிக்கத் தேவையான பொருட்கள் அனைத்தையும் கால் டீஸ்பூன் எண்ணெயில் வறுத்துப் பொடி செய்து வைத்துக்கொள்ளவும். ரசம் கொதித்து வந்தவுடன் இந்தப் பொடியைப் போட்டு அத்துடன் பூண்டையும் தட்டிப் போட்டு பெருங்காயத்தூளையும் போடவும். நெய்யில் கடுகு தாளித்து வாதநாராயண இலையைப் போட்டு வதக்கி ரசத்தில் கொட்டவும். இறுதியாகக் கறிவேப்பிலை சிறிது போட்டு இறக்கி வைத்துவிட்டால் வாதநாராயண இலை ரஸம் ரெடி.

பயன்

- கை, கால் வலி, தோள்பட்டை வலி, இடுப்பு வலி, முதுகு வலி உள்ளவர்கள் தினமும் வாதநாராயண இலை ரஸம் வைத்து சாப்பிட வலிகள் நாள்பட குறையும்.
- வாதம், பித்தம் போன்றவற்றால் அவதிப்படுபவர்கள் இந்த ரசத்தைச் சாப்பிட்டால் நோய் தீரும்.
- வாத நோய்களுக்கும் தேய்மான மற்றும் தசைவாத நோய்களுக்கும் இது பத்திய ரஸமாகும்.

7. பிள்ளைபெற்றாள் ரஸம்

தேவை

பழைய புளி	–	எலுமிச்சம்பழ அளவு
உப்பு	–	1 டீஸ்பூன்
மிளகு	–	2 டீஸ்பூன்
துவரம்பருப்பு	–	1 டீஸ்பூன்
சீரகம்	–	அரை டீஸ்பூன்
காய்ந்த மிளகாய்	–	1
கட்டிப் பெருங்காயம்	–	சிறு துண்டு
நெய்	–	கால் டீஸ்பூன்
கடுகு	–	கால் டீஸ்பூன்
கறிவேப்பிலை	–	சிறிது

செய்முறை

மிளகு, துவரம் பருப்பு, சீரகம், பெருங்காயம் போன்ற வற்றைக் கால் டீஸ்பூன் நெய்விட்டு வறுத்துப் பொடித்துக் கொள்ளவும். புளியையும், உப்பையும் தனித்தனியாக வாணலியில் வறுத்துக் கொள்ளவும். புளியை 2 கப் நீர்விட்டுக் கரைத்து வடிகட்டி உப்பையும் போட்டுக் கொதிக்க விடவும். பின்னர் பொடியைப் போட்டுக் கொதித்ததும் இறக்கி நெய்யில் கடுகு, கறிவேப்பிலை இரண்டையும் தாளித்துக் கொட்டவும்.

பயன்

- குழந்தை பெற்ற பெண்களுக்குக் கொடுக்கும் ரஸம் இது.

- குழந்தை பெற்ற பிறகு உணவின் ஒரு அங்கமாக இதைப் பயன்படுத்தலாம்.
- இஞ்சி ரஸத்தைப் போன்ற குணம் உடையது.

8. வேப்பம் பூ ரஸம்

தேவை

புளி	–	எலுமிச்சம்பழ அளவு
உப்பு	–	1 டீஸ்பூன்
பெருங்காயத்தூள்	–	கால் டீஸ்பூன்
காய்ந்த வேப்பம்பூ	–	1 டேபிள் ஸ்பூன்
எண்ணெய்	–	கால் டீஸ்பூன்
கடுகு	–	கால் டீஸ்பூன்
காய்ந்த மிளகு	–	3

செய்முறை

முதலில் புளியை இரண்டரை கப் நீர் விட்டு நன்றாகக் கரைத்து வடிகட்டி அதில் உப்பு, பெருங்காயம் சேர்த்து அடுப்பில் வைத்துக் கொதித்ததும், இறக்கி விடவும். பிறகு வாணலியில் எண்ணெய் ஊற்றி, கடுகு போட்டு வெடித்ததும், அதில் வேப்பம் பூவையும் மிளகாயையும் கிள்ளிப்போட்டு வறுக்கவும். (வேப்பம் பூ கறுப்பாக வறுபட வேண்டும். இல்லையென்றால் ரஸம் கசக்கும்.) பின்னர் வறுத்த வேப்பம்பூவை, கொதித்து இறக்கிவைத்த ரஸத்தில் போட்டு மூடிவைக்கவும். அரை மணிநேரம் கழித்து ஊற்றிச் சாப்பிடலாம். அப்போதுதான் வேப்பம்பூவின் மணம் ரஸத்தில் இறங்கியிருக்கும்.

பயன்

- குழந்தைகளுக்கு ஏற்படுகின்ற கிருமித் தொல்லை களுக்கு மிகவும் சிறந்தது.
- தோல் நோய்களுக்குப் பத்தியம்.

9. சீரக ரஸம்

தேவை

புளி	–	எலுமிச்சம்பழ அளவு
உப்பு	–	1 ஸ்பூன்
பெருங்காயத்தூள்	–	கால் டீ ஸ்பூன்

மஞ்சள்தூள்	–	கால் டீஸ்பூன்
துவரம்பருப்பு	–	2 டீஸ்பூன்
சீரகம்	–	1 டீஸ்பூன்
மிளகு	–	2
தனியா	–	1 டீஸ்பூன்
நெய்	–	கால் டீஸ்பூன்
கடுகு	–	கால் டீஸ்பூன்
கறிவேப்பிலை	–	சிறிது

செய்முறை

எண்ணெயில் துவரம்பருப்பு, தனியா, மிளகாய் இவற்றை வறுத்து, கடைசியாகச் சீரகத்தைப் போட்டு இறக்கிப் பொடி செய்யவும். புளியை இரண்டு கப் நீர்விட்டு நன்றாகக் கரைத்து வடிகட்டி உப்பு போட்டுக் கொதிக்க விட்டு, பிறகு மஞ்சள் தூள், ரசப்பொடி இரண்டையும் போட்டுக் கொதித்ததும் நெய்யில் கடுகு, கறிவேப்பிலை தாளித்து இறக்கவும்.

பயன்

- பசி ருசியைத் தூண்டும்.
- வாதத்தைச் சமனம் செய்யும்
- வயிற்றைச் சீர் செய்யும்.

10. முடக்கத்தான் ரஸம்
(இந்திரவல்லி ரஸம்)

தேவை

புளி	–	எலுமிச்சம்பழ அளவு
உப்பு	–	2 டீஸ்பூன்
முடக்கத்தான் கீரை	–	3 டீஸ்பூன்

ரஸப்பொடிக்கு

மிளகு	–	1 டீஸ்பூன்
சீரகம்	–	அரை டீஸ்பூன்
துவரம் பருப்பு	–	1 டீஸ்பூன்
பெருங்காயம்	–	சிறு துண்டு

காய்ந்த மிளகு	–	3
எண்ணெய்	–	கால் டீஸ்பூன்
நெய்	–	கால் டீஸ்பூன்
கடுகு	–	கால் டீஸ்பூன்
கறிவேப்பிலை	–	சிறிது

செய்முறை

ரஸப்பொடிக்குத் தேவையான பொருட்களைக் கால் டீஸ்பூன் எண்ணெய் விட்டு வறுத்துப் பொடித்துக்கொள்ளவும். முடக்கத்தான் கீரையைப் பொடியாக நறுக்கவும். புளியை 2 கப் நீர் ஊற்றிக் கரைத்து, வடிகட்டி, உப்பு சேர்த்துக் கொதிக்கவிடவும். பிறகு ரஸப்பொடியையும் போடவும். இன்னொரு கடாயில் நெய்யில் கடுகு, கறிவேப்பிலை தாளித்து அதில் முடக்கத்தான் கீரையை வதக்கி ரஸத்தில் போட்டு இறக்கவும்.

பயன்

- உடம்பில் முடக்குகள் (muscles stiffness) உள்ளவர்கள் இதை அதிகம் பயன்படுத்தலாம்.
- இது சிறிது கசப்பாக இருக்கும். ஆனால் வாயுத் தொந்தரவுக்கு மிகவும் சிறந்தது.

11. முருங்கை ரஸம்

தேவை

துவரம்பருப்பு	–	கால் கப்
பிஞ்சு முருங்கைக்காய்	–	கால் கப் (துண்டாக நறுக்கியது)
மஞ்சள்தூள்	–	கால் டீஸ்பூன்
பெருங்காயத்தூள்	–	கால் டீஸ்பூன்
எலுமிச்சம்பழம்	–	பாதி

ரஸப்பொடிக்கு

தனியா	–	3 டீஸ்பூன்
மிளகு	–	அரை டீஸ்பூன்
சீரகம்	–	அரை டீஸ்பூன்

துவரம்பருப்பு	–	1 டீஸ்பூன்
எண்ணெய்	–	கால் டீஸ்பூன்
கடுகு	–	கால் டீஸ்பூன்
கொத்தமல்லித்தழை	–	சிறிது
கறிவேப்பிலை	–	சிறிது

செய்முறை

பொடிக்கக் கொடுத்துள்ளவற்றை வறுக்காமல் பொடித்துக் கொள்ளவும். துவரம்பருப்பை மஞ்சள்தூள் சேர்த்து வேக வைத்துக்கொள்ளவும். ஒரு கப் தண்ணீரில் முருங்கைப் பிஞ்சுத் துண்டுகளைப் போட்டு வேக விடவும். அதில் உப்பு போட்டு, வெந்த துவரம்பருப்பைச் சேர்த்துப் பொடியையும் போட்டுக் கொதிக்கவிட்டு, நெய்யில் கடுகு, கறிவேப்பிலை, கொத்தமல்லித் தழை தாளித்து இறக்கவும். கடைசியில் எலுமிச்சம்பழத்தைப் பிழியவும்.

பயன்

- பித்தப்பைக் கற்களுக்குச் சிறந்தது.
- கெட்ட கொழுப்பைக் குறைக்கும்.

12. கரும்புச்சாறு ரஸம்

தேவை

கரும்புச் சாறு	–	1 லிட்டர்
வறுத்த மிளகுப் பொடி	–	5 கிராம்
பொடி செய்த உப்பு	–	10 கிராம்
நெய்	–	25 கிராம்
மிளகாய்	–	2 கிராம்
கடுகு	–	5 கிராம்
எலுமிச்சம்பழம்	–	ஒன்று

செய்முறை

ஒரு பாத்திரத்தில் கரும்புச் சாறு விட்டு அடுப்பில் வைத்துக் காய்ச்சி அது கொதிக்கத் தொடங்கிய பின், மற்றப் பொருட்களைக் கொதிக்கும் சாற்றில் போட்டுக் கொஞ்சம் கொதித்த பின் தாளித்து ரஸத்தில் கொட்டி பின்பு அடுப்பிலிருந்து இறக்கி, பரிமாறலாம்.

பயன்

- மூத்திர மார்க்கத்தை சுத்தம் செய்யும்.
- சிறுநீர் பழுப்பை அகற்றும்.

13. முருங்கை ஈர்க்கு ரஸம்
(சிக்ருவிருந்த ரஸம்)

தேவை

தக்காளி	–	1
புளி	–	எலுமிச்சம்பழ அளவு
முருங்கைக் குச்சி	–	10
உப்பு	–	1 டீஸ்பூன்
துவரம்பருப்பு	–	2 டேபிள்ஸ்பூன்
மஞ்சள்தூள்	–	கால் டீஸ்பூன்
பெருங்காயத்தூள்	–	கால் டீஸ்பூன்

ரஸப்பொடிக்கு

துவரம்பருப்பு	–	1 டீஸ்பூன்
உளுத்தம்பருப்பு	–	1 டீஸ்பூன்
மிளகு	–	1 டீஸ்பூன்
தேங்காய்த் துருவல்	–	1 டீஸ்பூன்
சீரகம்	–	அரை டீஸ்பூன்
கறிவேப்பிலை	–	சிறிது
எண்ணெய்	–	கால் டீஸ்பூன்
கடுகு	–	கால் டீஸ்பூன்

செய்முறை

எண்ணெய் விட்டுத் தேங்காய்த் துருவல், கறிவேப்பிலை தவிர மற்ற எல்லாவற்றையும் வறுத்துக்கொள்ளவும். அடுப்பை அணைத்த பிறகு தேங்காய்த் துருவல், கறிவேப்பிலை இரண்டையும் போட்டு, சூடு ஆறியதும் பொடித்துக்கொள்ளவும்.

துவரம்பருப்பை மஞ்சள்தூள் சேர்த்து வேக வைத்து எடுத்துக் கொள்ளவும். புளியை 2 கப் நீர்விட்டுக் கரைத்து வடிகட்டி வைக்கவும். முருங்கைக் குச்சிகளை அதில் போட்டு உப்பு, பெருங்காயம் சேர்த்து வேக விடவும். தக்காளியைப் பொடியாக நறுக்கிச் சேர்க்கவும். ரஸப்பொடியைப் போட்டு ரஸம் கொதித்த வுடன் வேக வைத்த பருப்பை ஊற்றி, எண்ணெயில் கடுகு, கறிவேப்பிலை தாளித்துக் கொட்டவும்.

பயன்

- கபத் தொந்தரவு, சளி, தொண்டைக் கட்டு போன்ற வற்றிற்குச் சிறந்தது.

14. மிளகு ரஸம்

தேவை

புளி	–	எலுமிச்சம்பழ அளவு
உப்பு	–	1 டீஸ்பூன்
பெருங்காயத்தூள்	–	கால் டீஸ்பூன்

ரஸப்பொடிக்கு

துவரம்பருப்பு	–	2 டீஸ்பூன்
மிளகு	–	1 டீஸ்பூன்
சீரகம்	–	அரை டீஸ்பூன்
காய்ந்த மிளகு	–	4
கறிவேப்பிலை	–	சிறிது
நெய்	–	கால் டீஸ்பூன்
கடுகு	–	கால் டீஸ்பூன்

செய்முறை

ரஸப்பொடிக்காகக் கொடுத்துள்ளவற்றைப் பொடிக்கவும். ஒரு பாத்திரத்தில் 2 கப் தண்ணீரை விட்டு அதில் உப்பு, புளி இரண்டையும் போடவும். பிறகு பெருங்காயத்தூளைச் சேர்க்கவும். கொதிக்க ஆரம்பித்த உடன் அதில் பொடித்து வைத்துள்ள ரஸப்பொடியைப் போட்டுக் கொதித்து மேலே வந்ததும் இறக்கி, நெய்யில் கடுகு, கறிவேப்பிலையைத் தாளித்துக் கொட்டவும்.

பயன்

- உடம்பு வலிக்கு மிகவும் சிறந்தது.
- இருமல், சளி, மூச்சு முட்டு, ஜலதோஷத்தைக் குறைக்கும்.

7

பச்சடி

1. வேப்பம்பூ வெல்லப் பச்சடி

தேவை

காய்ந்த வேப்பம்பூ	– ஒரு கப்
நெய்	– ஒரு டேபிள்ஸ்பூன்
வெல்லத்தூள்	– ருசிக்கேற்ப
புளி	– ஒரு சுளை
மிளகு	– 2 அல்லது 3 கிராம்
உப்பு	– ஒரு கல்
கடுகு	– அரை டீஸ்பூன்
கறிவேப்பிலை	– 2 இணுக்கு

செய்முறை

வேப்பம்பூவை நெய் விட்டுப் பொன் வறுவலாக வறுத்துக்கொள்ளவும். பூவில் புளிக்கரைசல் ஊற்றி, மிளகைப் பொடித்துப் போட்டுத் தண்ணீர் ஊற்றி வேகவிடவும்.

அதோடு வெல்லம் போட்டுக் கரைந்ததும் கடுகு தாளித்துவிட்டு இறக்கவும். வெல்லம் கொதிக்கும் பொழுது ஒரு கல் உப்பு போட்டால் இனிப்பு தூக்கலாக இருக்கும். இதைத் தமிழ் வருடப் பிறப்பன்று பலரும் வீட்டில் செய்வார்கள்.

இந்தப் பச்சடி உடம்புக்கு, முக்கியமாகப் பித்தத்துக்கு மிகவும் நல்லது.

வேம்பு

தமிழ் நாட்டில் வேம்பு கற்பக விருட்சமாகவே கருதப் படுகிறது. மலை வேம்பு, கருவேம்பு என்ற பெயர்களும் இதற்கு உண்டு. சகல விஷத்தையும் முறிக்கும் தன்மை கொண்டது. வேப்பம் பூவை இடித்து அதற்குச் சமமாக ஓமமும், சிறிது உப்பும் சேர்த்துத் தொடர்ந்து புசித்துவர காமாலை, மாலைக்கண் போன்றவை அகலும். வேப்பம் கொழுந்துடன் ஓமம், மிளகு, நொச்சி, நொச்சிக் கொழுந்து, பூண்டு, கறிவேப்பிலை, உப்பு, இவற்றை நெய் விட்டு வதக்கி, மெழுகு போல் ஆக்கி அதில் 50 மில்லி கிராம் வரை குழந்தைகளுக்குக் கொடுக்க சகலவிதப் பூச்சிகளும் மாறும். பித்தத்தால் உண்டாகின்ற தலைச்சுற்று, மயக்கத்துக்கு வேப்பம்பூ மிகச் சிறந்தது. வயிற்றுப் புழுவுக்குச் சிறந்தது. வேப்பம் பூவை நெய்விட்டு வதக்கி அதில் உப்பு, சுட்டபழம்புளி, கறிவேப்பிலை கூட்டித் துவையல் செய்து சோற்றுடன் உண்ண, தலைச்சுற்று, மயக்கம் மாறும். துவரம் பருப்பை வேக வைத்து வடியவைத்த நீரில் மிளகு ரஸம் செய்வதுபோலச் செய்து ஆகப்படி இறக்கிய ரஸத்தில் பூவை வறுத்துப் பொடி செய்து கலந்து கொடுக்க சுவையின்மை, வாந்தி முதலியவை போகும்.

2. வேப்பம்பூ தயிர்ப் பச்சடி

தேவை

கெட்டியான தயிர்	–	கால் லிட்டர்
வேப்பம் பூ	–	நான்கு கைப்பிடி
எலுமிச்சம்பழம்	–	ஒன்று (பெரியது)
உப்பு	–	தேவையான அளவு
சின்ன வெங்காயம்	–	நான்கு கைப்பிடி பொடியாக அரிந்தது
தக்காளி	–	மூன்று
கறிவேப்பிலை	–	இரண்டு இணுக்கு
மல்லித்தழை	–	இரண்டு பெரிய கொத்து
கடலைப் பருப்பு	–	இரண்டு ஸ்பூன்
பாதாம்பருப்பு	–	இருபது கிராம்
கடுகு	–	ஒன்றரை ஸ்பூன்

பசுநெய்	–	6 ஸ்பூன்
மிளகு	–	ஐந்து

செய்முறை

கெட்டியான தயிரில் உப்பைத் தூள் செய்து போடவும். வெங்காயத்தைப் பொடியாக அரிந்து போடவும். கறிவேப்பிலையை அலசிப் போடவும். மல்லித்தழையை அலசிப் பொடியாக அரிந்து போடவும். வேப்பம் பூவைச் சுத்தம் செய்து எலுமிச்சைச் சாற்றில் ஒரு மணி நேரம் ஊறவிடவும். பிறகு தயிரில் போட்டு ஒரு மணி நேரம் கழித்து, வாணலியில் நெய்யை விட்டு, கடலைப் பருப்பு போடவும். சிவந்ததும், மிளகைப் பொடித்துப் போடவும். கடுகைப் போடவும். பெருங்காயம் போட்டுப் பொரிந்ததும் தயிரில் தாளித்துப் கொட்டவும். பாதாம் பருப்பை நீளத்தில் இரண்டு, இரண்டாக அரிந்து போடவும். அரைப் புளிப்பு வந்த தயிரை விட்டு, சுண்டக் காய்ந்த பாலை உறை ஊற்றி, பிறகு பச்சடி தயார் செய்யவும்.

பயன்

- பித்தத்துக்கு நல்லது.

3. நெல்லிக்காய்ப் பச்சடி

தேவை

பெரிய நெல்லிக்காய்	–	நான்கு
பெருங்காயத்தூள்	–	2 சிட்டிகை
தயிர்	–	ஒரு கப்
பச்சை மிளகு	–	2
தேங்காய்த் துருவல்	–	ஒரு டேபிள்ஸ்பூன்
மல்லித்தழை	–	சிறிதளவு
உப்பு	–	தேவைக்கேற்ப
கறிவேப்பிலை	–	2 இணுக்கு
எண்ணெய்	–	ஒரு டேபிள்ஸ்பூன்

செய்முறை

நெல்லிக்காயை வதக்கி, கொட்டையை எடுத்துவிட்டு, சதைப் பாகத்துடன் உப்பு, வதக்கிய பச்சை மிளகு, பெருங்காயம், சேர்த்து அரைக்கவும். அரைத்த நெல்லிக்காயைத் தயிரில் கலக்க

வும். கடுகு, கறிவேப்பிலை தாளித்துக் கொட்டி பொடியாக நறுக்கிய மல்லித்தழை சேர்க்கவும். தேங்காய்த் துருவலை அப்படியே சேர்க்கலாம். அல்லது நெல்லிக்காயுடன் அரைத்தும் கலக்கலாம்.

பயன்

- பித்த சமனம் மற்றும் ரசாயனம் எனும் குணம் உடையது. கண்களுக்கு நல்லது. முடியை வளரச் செய்யும். பித்தத்தைத் தணித்துக் குளிர்ச்சியை ஏற்படுத்தும்.

4. நெல்லிக்கனி பச்சடி

தேவை

நெல்லிக்காய்கள்	–	கால் கிலோ
கெட்டித்தயிர்	–	கால் லிட்டர்
பச்சரிசி	–	ஆறு ஸ்பூன்
நாட்டு வெங்காயம் பொடியாக நீளத்தில் அரிந்தது	–	ஒரு சின்ன கப்
தேங்காய்த் துருவல்	–	அரை மூடி
தக்காளி	–	மூன்று (நீளத்தில் அரிந்தது)
கறிவேப்பிலை	–	நான்கு கொத்து
மல்லித்தழை	–	ஒரு கொத்து
உப்பு	–	தேவையான அளவு
கடுகு	–	இரண்டு ஸ்பூன்
பெருங்காயம்	–	ஒரு துண்டு
கடலைப் பருப்பு	–	இரண்டு ஸ்பூன்
நல்லெண்ணெய்	–	மூன்று ஸ்பூன்

செய்முறை

நெல்லிக்காயை உடைத்து உள்ளிருக்கும் கொட்டைகளை நீக்கிவிட்டு, அம்மியில் வைத்து இட்லிப் பொடியின் கரகரப்பு போல் அரைத்து வழித்து எடுக்கவும். தயிரை நெல்லிக்காய்க் கலவையில் இடவும். உப்பைத் தூள் செய்து போடவும். வாணலியில் கடலைப் பருப்பு, கடுகு போட்டுச் சிவந்து

வெடித்ததும், வெங்காயம் போட்டு நன்கு வதக்கவும். பிறகு பெருங்காயம் தூளாகப் போட்டுப் பொரிந்ததும், தக்காளியைப் போட்டு வதக்கவும். கறிவேப்பிலை போட்டு வதக்கி, மல்லித் தழையை அலசிப் பொடியாக அரிந்து போட்டு ஒரு வதக்கு வதக்கி நெல்லிக்காயில் போடவும். தேங்காய், பச்சரிசி இவற்றைக் கரகரப்பாக அரைத்து நெல்லிக் கலவையில் போட்டுக் கிளறி விடவும்.

இதனை சாதத்தில் போட்டும் சாப்பிடலாம். வடை பாயசம் சாப்பாட்டிற்கும், இலையில் மற்ற காய்கறிக் கூட்டுகளுடனும் வைத்துச் சாப்பிடலாம்.

பயன்

- பித்த சமனம் ஏற்படும்.
- ரத்த விருத்தி உண்டாகும்.

5. நெல்லிக்காய் தயிர்ப் பச்சடி

தேவை

பெரிய நெல்லிக்காய்	– 10
மிளகு	– 4
தயிர்	– அரை லிட்டர்
உப்பு, பெருங்காயம், மஞ்சள் தூள், எண்ணெய், கறிவேப்பிலை, கடுகு	– கால் டீஸ்பூன் வீதம்
உளுத்தம் பருப்பு	– அரை டீஸ்பூன்

செய்முறை

நெல்லிக்காயைக் கழுவிக் கொட்டை நீக்கி நீளவாக்கில் நறுக்கி வைக்கவும். மிளகைப் பொடியாக நறுக்கவும். கடாயில் 2 டேபிள் ஸ்பூன் எண்ணெய் விட்டுக் காய்ந்ததும் கடுகு, உளுத்தம் பருப்பு, பெருங்காயம் தாளித்து, நறுக்கிய நெல்லிக்காய், மிளகு, கறிவேப்பிலை போட்டு வதங்கியதும் மஞ்சள் தூள், உப்பு சேர்த்து வதக்கி இறக்கி வைத்து ஆறியதும் தயிர் சேர்த்துப் பரிமாறவும். இதை சாதத்தில் கலந்தும் சாப்பிடலாம்.

பயன்

- தேகம் காந்தி பெறும். இரத்த விருத்தி உண்டாகும்.
- பித்தத்துக்கு நல்லது.

6. நார்த்தங்காய்ப் பச்சடி

தேவை

நார்த்தங்காய்	–	2 (சுமாரான அளவு)
மிளகாய்த் தூள்	–	அரை டீஸ்பூன்
உப்பு	–	திட்டமாக
கடுகு	–	கால் டீஸ்பூன்
கறிவேப்பிலை	–	சிறிதளவு
வெல்லத்தூள்	–	கால் கப்
எண்ணெய்	–	ஒரு டேபிள்ஸ்பூன்

செய்முறை

நார்த்தங்காயைப் பொடியாக நறுக்கி, எண்ணெய் விட்டு வதக்கி, பிரஷர் குக்கரில் வேகவைக்கவும். வாணலியில் கடுகு, கறிவேப்பிலை, தாளித்து வெந்த நார்த்தங்காயைப் போட்டு உப்பு, மிளகாய்த் தூள், கொஞ்சம் தண்ணீர் சேர்த்துக் கொதிக்க விடவும். கடைசியாக வெல்லத் தூளைப் போட்டு, கரைந்ததும் இறக்கவும். பொதுவாக இந்தப் பச்சடிக்கு இனிப்பு கொஞ்சம் கூடுதலாகத் தேவைப்படும். எனவே, காயின் கசப்பைப் பொறுத்து வெல்லம் போட வேண்டும்.

குறிப்பு

ஏணி, தோணி, வாத்தியார், நார்த்தங்காய் என்று கூறுவார்கள். ஏணி ஏற்றி விடும், ஏறாது. தோணி கடத்திவிடும், கடக்காது. வாத்தியார் பாடம் சொல்லிக் கொடுப்பார். மாணவர்கள் மேல் வகுப்பு சென்றுவிடுவார்கள். வாத்தியார் அதே வகுப்பி லேயே பாடம் நடத்திக்கொண்டிருப்பார். அதுபோல் நார்த்தங் காய் செமிக்க வைக்கும், ஆனால் செரிக்காது. செரிக்க வைத்து ருசியை ஏற்படுத்துவதில் நார்த்தங்காய் சிறந்தது. பத்தியங்களுக்கு நார்த்தங்காய் முக்கியமானது. கஞ்சி, சிறுபருப்புத் துவையல், சுட்ட அப்பளம், நார்த்தங்காய் ஊறுகாய் என்று பத்தியம் கூறுவது குமரி மாவட்ட வைத்தியர்களின் ஒரு சிறப்பம்சமாகும்.

7. பாசிப்பயறுப் பச்சடி

தேவை

முளைகட்டிய பாசிப்பயறு	–	அரை கப்
தயிர்	–	ஒன்றேகால் கப்

சின்ன வெங்காயம்	–	5 அல்லது 6
பச்சை மிளகு	–	5
தேங்காய்த் துருவல்	–	ஒரு டேபிள்ஸ்பூன்
எண்ணெய்	–	ஒரு டேபிள்ஸ்பூன்
கடுகு	–	அரை டீஸ்பூன்
பெருங்காயத்தூள்	–	2 சிட்டிகை
மல்லித்தழை	–	ஒரு கைப்பிடி
கறிவேப்பிலை	–	சுமார் 20 இலைகள்

செய்முறை

எண்ணெயில் கடுகு, பெருங்காயம், கறிவேப்பிலை தாளித்து வெங்காயம், மிளகைச் சேர்த்து வதக்கவும். வதக்கியவற்றை முளைத்த பயறில் கொட்டித் தேங்காய் துருவல், உப்பு கலந்து வைக்கவும். பொடியாக நறுக்கிய மல்லித்தழை, தயிர் சேர்த்துப் பரிமாறவும். சத்தான இந்தப் பச்சடியை நோய்வாய்ப்பட்டுக் குணமானவர்களுக்குக் கொடுத்தால், சீக்கிரம் உடல் தேறும்.

8. சுண்டைக்காய்ப் பச்சடி

தேவை

சுண்டைக்காய்	–	கால் கிலோ
கெட்டித்தயிர்	–	ஒரு கப்
சின்ன வெங்காயம்	–	ஐந்து கைப்பிடி பொடியாக அரிந்தது
கடுகு	–	இரண்டு ஸ்பூன்
பெருங்காயம்	–	ஒரு துண்டு
கறிவேப்பிலை	–	இரண்டு இணுக்கு
மல்லித்தழை	–	ஒரு பெரிய கொத்து
உப்புத்தூள்	–	தேவையான அளவு
மிளகு	–	ஐந்து
நல்லெண்ணெய்	–	மூன்று ஸ்பூன்

செய்முறை

சுண்டைக்காயை நீரில் அலசிப் பொடியாக அரியவும். வாணலியில் எண்ணெய் ஊற்றிக் கடுகு, பெருங்காயம் இட்டு,

பொரிந்ததும் கறிவேப்பிலையை உருவி இடவும். மல்லித்தழை யைப் பொடியாக நறுக்கிப் போடவும், இறக்கும் முன் நன்றாய் வதக்கிய சுண்டைக் காய்களைப் போட்டுக் கீழே இறக்கித் தயிரைச் சேர்த்து, உப்புத் தூள் போட்டு, வெங்காயம் இட்டு அரைத்த மிளகைப் போட்டு நன்கு கலக்கி மதிய உணவில் சாப்பிடவும்.

பயன்

- வயிற்று உபாதைகள் குறையும்.

9. விளாம்பழப் பச்சடி

தேவை

விளாம்பழம்	–	1
உளுத்தம் பருப்பு	–	கால் டீஸ்பூன்
கடுகு	–	கால் டீஸ்பூன்
மிளகு	–	10
தயிர்	–	1 கப்
வெல்லம்	–	நெல்லிக்காய் அளவு

செய்முறை

விளாம்பழத்தைக் கழுவி, மேலே உள்ள ஓட்டை உடைத்து உள்ளே இருக்கும் சதைப்பற்றை எடுத்து நன்கு வெந்தபின் மசித்து வெல்லம் கலந்து, தயிர் விட்டு, தேவையான உப்பு சேர்த்துக் கலக்கவும். கடுகு, உளுத்தம் பருப்பு, மிளகு பொடி செய்து, கறிவேப்பிலை தாளித்துக் கொட்டிக் கலந்து வைக்கவும்.

குறிப்பு

விளாம்பழத்தைக் கபித்தம் என்றும் ஆங்கிலத்தில் *Wood apple* என்றும் குறிப்பிடுவார்கள். இந்தியா முழுவதும் பயிராகிறது. பழத்திற்காக இது பயிரிடப்படுகிறது. ஓடு நீக்கிய விளாம்பழத் துடன் தேன் சேர்த்து வயிற்றுப்போக்கு உள்ளவர்களுக்குக் கொடுக்க லாம். பழத்தைப் பச்சடி செய்து சாப்பிட்டால் உடல் சூடு மாறும். பழத்தின் உள்பகுதி வாய்ப்புண்ணை மாற்றும்.

8
துவையல்

1. சுண்டைக்காய்த் துவையல்

தேவை

பச்சை சுண்டைக்காய்	– அரை கப்
மிளகு	– கால் கப்
உப்பு	– தேவையான அளவு
மஞ்சள்தூள்	– அரை டீஸ்பூன்
பெருங்காயத்தூள்	– அரை டீஸ்பூன்
புளி	– எலுமிச்சம்பழ அளவு
வெந்தயம்	– கால் டீஸ்பூன்

செய்முறை

சுண்டைக்காயைக் காம்பு நீக்கி, நசுக்கித் தண்ணீரில் போட்டு வைக்கவும். இப்படிச் செய்தால் விதைகள் வெளியே வந்துவிடும். வெந்தயத்தை வறுத்துக்கொள்ளவும். மிளகு, மஞ்சள்தூள், பெருங்காயம், புளி, உப்பு, வறுத்த வெந்தயம் எல்லாவற்றையும் சேர்த்து அரைக்கவும். பாதி அரைபட்டிருக்கும்போது, சுண்டைக்காயையும் போட்டு அரைத்துப் பெருக்கையாக எடுத்துவிடவும்.

சுண்டைக்காய் கபத்தை அகற்றும் ஒரு மருந்து. வயிற்றுப் புழு, கழிச்சல், சீதக்கட்டு போன்றவற்றை நீக்கு

வதற்குச் சுண்டைக்காய் பரம்பரையாய்ப் பயன்படுத்தப்பட்டு வருகிறது. உலர்ந்த சுண்டைக்காயைப் போதுமான அளவு புளித்த மோரும், உப்பும் கலந்து காய வைத்து உலர்த்தி எடுத்துக் கொண்டு வற்றல் செய்து உண்பது வழக்கம். சுண்டை வற்றல், கறிவேப்பிலை, மாங்கொட்டைப் பருப்பு, ஓமம், நெல்லிக் காய், மாதுளைத்தோடு, வெந்தயம் இவற்றைச் சமமாக எடுத்து லேசாக வறுத்து சூரணம் செய்து ஒரு ஸ்பூன் மோரில் கலந்து சாப்பிட வயிற்று நோய்கள் மாறும்.

சுண்டைக்காய்

- வயிற்று நோய்க்குச் சிறந்தது.
- கிரஹணி நோய்க்குச் சிறந்தது.
- குடலைச் சுத்தி செய்யும்.
- வயிற்றுப்போக்கினால் அவதிப்பட்டு அதிலிருந்து ஏற்படும் நோய்களுக்கு உத்தமமானது.
- கொழுப்பைக் குறைக்கும் தன்மை இதற்கு உண்டு.
- ருசியை அதிகரிக்கும்.

2. முடக்கத்தான் துவையல்

தேவை

முடக்கத்தான் இலை	– மூன்று கைப்பிடி
மிளகு	– 6 முதல் 10 வரை
உளுந்து	– இருபது கிராம்
வெந்தயம்	– பத்து கிராம்
புளி	– எலுமிச்சை அளவு
பசுநெய்	– பத்து கிராம்
தேங்காய்த் துருவல்	– கால் மூடி
உப்பு	– தேவையான அளவு
நல்லெண்ணெய்	– இரண்டு ஸ்பூன்

செய்முறை

வாணலியில் நல்லெண்ணெய் விட்டு மிளகு, உளுந்து, வெந்தயம் இவற்றை வறுக்க வேண்டும். தேங்காயை வதக்கவும். முடக்கத்தான் இலையை அலசி அரிந்து இதையும் வதக்கி எல்லாவற்றையும் நன்றாக மசிய அரைத்து, புளியைச் சூடான

வாணலியில் புரட்டி எடுத்து அரைக்கும் பொருளுடன் உப்பும் சேர்த்து அரைத்து எடுக்கவும். சாதத்துக்குத் தொட்டுக்கொண்டு சாப்பிடலாம்.

பயன்

- வயிறு தூய்மையாகும்.
- பசி எடுக்கும்.
- பித்தம் அகலும்.
- ஜீரண சக்தி உண்டாகும்.
- வாயு சமனமாகும்.
- வாதப் பிடிப்புகள் மாறும்.

3. பிரண்டைத் துவையல்

தேவை

கணு நீக்கிய பிரண்டை (இளசு)	—	200 கிராம்
மிளகு	—	20 கிராம்
புளி	—	சிறிய நெல்லிக்காய் அளவு
தேங்காய்த் துருவல்	—	2 டேபிள் ஸ்பூன்
கடுகு	—	1 டீஸ்பூன்
உளுத்தம் பருப்பு	—	2 டேபிள் ஸ்பூன்
கறிவேப்பிலை	—	ஒரு பிடி
பெருங்காயப் பவுடர்	—	2 சிட்டிகை
பூண்டு	—	2 பல்
இஞ்சி	—	ஒரு துண்டு

செய்முறை

பிரண்டையைக் கழுவி நார் எடுத்துவிட்டுச் சிறு துண்டு களாக நறுக்கி வைக்கவும். கடாயில் 2 டீஸ்பூன் எண்ணெய் விட்டு மிளகு, கால் டீஸ்பூன் கடுகு, 1 டீஸ்பூன் உளுத்தம் பருப்பு, பெருங்காயம் அனைத்தும் போட்டு வறுபட்டதும் நறுக்கி வைத்துள்ள பிரண்டையைக் கறிவேப்பிலை போட்டு வதங்கியதும் ஒரு சிறுதுண்டு இஞ்சி, 2 இதழ் பூண்டு போட்டு மேலும் 2 நிமிடம் வதக்கி, தேங்காய்த் துருவல், உப்பு சேர்த்துக் கிளறி இறக்கி வைத்து, ஆறியதும் மிக்ஸியில் போட்டுத் துவையலாக அரைத்து எடுக்கவும். பின் கடாயில் 2 டீஸ்பூன்

எண்ணெய் விட்டு மீதம் உள்ள கடுகு, உளுத்தம் பருப்பு தாளித்து அரைத்து, துவையலை நன்றாக ஈரம் சுண்டும் வரை வதக்கி ஆறியதும் பாத்திரத்தில் எடுத்து வைக்கவும். இதை சாதத்தில் நெய் கலந்து உண்ணலாம்.

பயன்

- எலும்புகளைப் பலப்படுத்தும்.
- மூலநோய்க்கு நல்ல மருந்து.
- கால்சியம் சத்து உள்ளது.
- முறிந்த எலும்பைக் குணமாக்கும் தன்மை உள்ளது.
- ஊளைச் சதையைக் குறைக்கும்.

4. சுண்டைக்காய்த் துவட்டல்

தேவை

சுண்டைக்காய்	–	ஒரு கப்
முருங்கைக் கீரை	–	அரை கப்
சோம்பு	–	ஒன்றரை ஸ்பூன்
பொரி அரிசிமாவு	–	இரு கைப்பிடி
மிளகு	–	இரண்டு
உப்பு	–	தேவையான அளவு
கடலைப்பருப்பு	–	50 கிராம்
சின்ன வெங்காயம் பொடியாக அரிந்தது	–	ஒரு கைப்படி
மஞ்சள் பொடி	–	ஒரு ஸ்பூன்
தேங்காய்த் துருவல்	–	அரை மூடி
கடுகு	–	ஒரு ஸ்பூன்
நல்லெண்ணெய்	–	மூன்று ஸ்பூன்

செய்முறை

சுண்டைக்காய்களை அலசிவிட்டு, இரண்டிரண்டாக அரிந்து அரை டம்ளர் நீரில் வேகவிடவும். வாணலியில் எண்ணெய் விட்டு, கடலைப் பருப்பு போட்டு, மிளகாயைக் கிள்ளிப்போட்டு, சிவந்ததும் கடுகைப் போட்டுப் பொரிந்ததும் வெங்காயம் போட்டு வதக்கி, வேகும் சுண்டைக்காய்களைத் தாளிக்கவும். கீரையில் உப்பு போட்டு நன்றாகப் புரட்டி வேகவிடவும். சோம்புத் தூள் செய்து பொரி அரிசி மாவுடன் கலந்து காய், கீரையில் போடவும். தேங்காய்த் துருவலைச் சேர்த்து உணவில் பிசைந்து சாப்பிடவும்.

பயன்

- குடல் நோய்கள், கிரஹணி குறையும்.
- வயிற்றுப் புண் ஆறும்.

5. மணத்தக்காளி இலை மசியல்

தேவை

மணத்தக்காளி இலை	–	இரண்டு கப்
பாசிப்பருப்பு	–	100 கிராம்
தக்காளி	–	200 கிராம்
பூண்டு	–	10 பல்
வெங்காயம்	–	100 கிராம்
சோம்பு	–	கால் ஸ்பூன்
மிளகு	–	அரை ஸ்பூன்
சீரகம்	–	அரை ஸ்பூன்
உப்பு	–	தேவையான அளவு
பெருங்காயம்	–	ஒரு துண்டு
தேங்காய்ப்பால்	–	ஒரு கப்

செய்முறை

மணத்தக்காளி இலையை மண் போக நீரில் அலசி நீரை வடியவிடவும். பாசிப்பருப்பை வேகவிடவும். நன்கு பருப்பு வெந்ததும், கீரையை வேகவிடவும். அத்துடன் தக்காளி அரிந்து போட்டு, வெங்காயம், பூண்டைத் தட்டிப் போட்டு, மிளகு, சீரகம், சோம்பு இம்மூன்றையும் பொடி செய்து, உப்பையும் போட்டு மத்தினால் மசித்து, தேங்காய்ப்பால் ஊற்றவும். இந்த மசியலை சாதத்தில் பிசைந்து சாப்பிடவும்.

பயன்

- வாய்ப்புண், வயிற்றுப் புண், கர்ப்பப்பைப் புண் இவற்றுக்கு நல்லது.

6. கொத்தமல்லிச் சட்னி

தேவை

வற்றல் மிளகு	–	350 கிராம்
கொத்தமல்லித் தழை	–	பத்து பிடி (வேரில்லாமல் அலசிப் பொடியாக அரிந்தது)

புளி	–	தேவையான அளவு
பெருங்காயம்	–	25 கிராம்
உப்பு	–	தேவைக்கேற்ப

செய்முறை

மல்லியை அலசிச் சல்லடையில் நீரை வடிய விட்டு, தண்ணீர்ச் சத்து இன்றித் துணியில் உலரவிடவும்.

மிளகைக் கருகாமல் வறுக்கவும். பின் உப்பு, மிளகு இவற்றை முதலில் இரண்டு ஈடாக இடிக்கவும். பின் கிளறிவிட்டு, புளியைச் சேர்த்து நன்கு இடிக்கவும். அதையும் நன்றாகக் கிளறி விடவும். உலரவிட்ட மல்லி இலையைப் போட்டுப் புரட்டி, இடித்து, பாத்திரத்தில் வைத்துப் பத்திரப்படுத்தவும்.

இந்தச் சட்னியை வாரத்திற்கு மூன்று அல்லது இரண்டு தரமாவது வெயிலில் வைத்து எடுக்க வேண்டும். மல்லிச் சட்னியை வெயிலில் வைக்கும்போது சுத்தமான வெள்ளைத் துணியால் கட்டி மூட வேண்டும்.

பயன்

- பித்தம் அகலும்.
- வாய்க்கு ருசி அதிகரிக்கும்.
- வயிற்றுப் புரட்டல் இருக்காது.

9

தொக்கு

1. கொத்தமல்லி தக்காளித் தொக்கு

தேவை

பழுத்த தக்காளி	–	5
மல்லித்தழை	–	ஒரு கட்டு
மஞ்சள்தூள்	–	கால் டீஸ்பூன்
புளி	–	நெல்லிக்காய் அளவு
மிளகுத்தூள்	–	1 டீஸ்பூன்
பூண்டு	–	6 பல்
வெந்தயம்	–	அரை டீஸ்பூன்
பெருங்காயம்	–	அரை டீஸ்பூன்
கறிவேப்பிலை	–	சிறிது
உப்பு	–	தேவையான அளவு

செய்முறை

தக்காளியைப் பொடியாக நறுக்கிக்கொள்ளவும். பூண்டை நசுக்கிக்கொள்ளவும். எண்ணெயைக் காய வைத்து கடுகு, சீரகம், தாளித்துப் பூண்டைச் சேர்த்து, நன்கு சிவந்து பொன்னிறமாகப் பொரிந்ததும், தக்காளியைச் சேர்க்கவும். அதனுடன் உப்பு, மிளகாய்த்தூள் சேர்க்கவும். அரை கப் கொதிநீரில் புளியைக் கரைத்து வடிகட்டவும். இதனுடன் தக்காளி சேர்த்து, கொதித்து

சேர்ந்து வரும் போது கறிவேப்பிலை, பொடியாக நறுக்கிய மல்லித்தழையைப் போட்டு, வெந்தயத்தூள், பெருங்காயத் தூளைச் சேர்த்துச் சுருண்டு வரும்வரை கிளறி இறக்கவும்.

பயன்

- ருசியை அதிகரிக்கும்.

2. வெங்காயம் தக்காளித் தொக்கு

தேவை

பழுத்த தக்காளி	–	2
வெங்காயம்	–	3
இஞ்சி, பூண்டு விழுது	–	ஒரு டேபிள் ஸ்பூன்
மிளகுத்தூள்	–	ஒரு டீஸ்பூன்
மல்லித்தழை	–	ஒரு கைப்பிடி
கறிவேப்பிலை	–	சிறிது
உப்பு	–	தேவையான அளவு

தாளிக்க

கடுகு	–	அரை டீஸ்பூன்
உளுத்தம்பருப்பு	–	ஒரு டீஸ்பூன்
சோம்பு	–	கால் டீஸ்பூன்
கடலைப்பருப்பு	–	2 டீஸ்பூன்
எண்ணெய்	–	4 டேபிள் ஸ்பூன்

செய்முறை

வெங்காயத்தை மெல்லியதாக நீளவாக்கில் நறுக்கிக் கொள்ளவும். எண்ணெயைக் காயவைத்து கடுகு, உளுத்தம் பருப்பு, சோம்பு, தாளித்து வெங்காயம் சேருங்கள். வெங்காயம் நன்கு வதங்கியதும் இஞ்சி, பூண்டு விழுதைச் சேர்க்கவும். பச்சை வாசனை போக வதங்கியதும், தக்காளி, மிளகுத்தூள் சேர்த்து நன்கு சுருளக் கிளறி மல்லித்தழை, கறிவேப்பிலை சேர்த்து, மேலும் சற்றுக் கிளறி இறக்கவும்.

வெங்காயம்

வெங்காயத்தை உள்ளி என்றும் ஈருள்ளி என்றும் அழைப் பார்கள். வெங்காயத்துடன் மிளகு சேர்த்து உண்ண நாள்பட்ட சுரம் தணியும். தலைச்சுற்று, மயக்கம் போன்ற நோய்களுக்கு இதைச் சாறாக நஸியம் செய்யலாம். இரத்தமில்லா மூலத்திற்குச் சமைத்து உண்பது மரபு.

6. புளியிஞ்சி
(அம்லார்த்ரகம்)

புளியங்காய்	—	1 கிலோ
இஞ்சி	—	அரை கிலோ
மிளகாய்	—	அரை கிலோ
வெந்தயம்	—	125 கிராம்
மஞ்சள்	—	40 கிராம்
காயம்	—	25 கிராம்
பொடி செய்த உப்பு	—	அரை கிலோ
நல்லெண்ணெய்	—	அரை லிட்டர்
கடுகு	—	50 கிராம்

செய்முறை

இஞ்சியைத் தோலை நீக்கிவிட்டுச் சிறுசிறு துண்டுகளாக நறுக்கிப் புளித் தூளுடன் கலந்து வைத்துக்கொள்ளவும். காயம், மிளகாய், வெந்தயம், மஞ்சள் இவற்றைத் தனித்தனியே கொஞ்சம் நல்லெண்ணெயை விட்டு வறுத்து குங்குமம் போல் பொடி செய்து வைத்துக்கொள்ளவும். இதை முன்பு உள்ள பொடியுடன் கலக்கவும். பின்பு, அதை இஞ்சி கலந்த புளியங்காய்த் தூளுடன் கலக்கவும். வாணலியில் நல்லெண்ணெயை விட்டு நன்றாகக் காய்ந்தவுடன் கடுகு போட்டுத் தாளித்து நன்றாகக் காய்ச்சவும். பின்பு இதைப் புளியிஞ்சியில் கொட்டி நன்றாகக் கலந்து ஒரு தவலையில் அடைத்து வைத்துக்கொள்ள வேண்டும்.

இப்புளியிஞ்சி பொதுவாக உதிர் உதிராக இருக்கும். இதைக் கொஞ்சம் மென்மையாகச் செய்யவேண்டுமானால் 200 மி.லி. வெந்நீரைச் சேர்த்துக் கிளறிக்கொடுத்துப் பயன்படுத்த வேண்டும். இது சாதாரணமாய் வருடாவருடம் செய்துவைத்துக்கொள்ளும் ஊறுகாய், தொக்கு இவைகளைப் போன்று இருக்கும். ஆனால் இப்புளியிஞ்சியில் சேர்ந்திருக்கும் புளி அதிகப் புளிப்பாயில்லாமல் கொஞ்சம் இனிப்புச் சுவையுடையதாயிருந்தால் அதில் சேர்க்கும் வெந்நீருக்குப் பதிலாய் நான்கு அல்லது ஐந்து எலுமிச்சம்பழங்களைப் பிழிந்து விடலாம். இப்புளி இஞ்சியை வைத்திருக்கும் பாத்திரத்தின் வாயைக் கட்டி வைத்துக் கொள்ள வேண்டும். பின்பு அதிலிருந்து வாரத்திற்கு ஒரு தடவையாக எடுத்து உபயோகிக்க வேண்டும். இது வெகு ருசியானதும் ஆரோக்கியமானதும் ஆகும்.

10
வற்றல்

1. பிரண்டை வற்றல்

தேவை

மிளகு வற்றல்	–	தேவையான அளவு
பெருங்காயம்	–	ஒரு பெரிய துண்டு
சீரகம்	–	இருபத்தைந்து கிராம்
மிளகு	–	இருபத்தைந்து கிராம்
மஞ்சள் பொடி	–	தேவையான அளவு
பசு நெய்	–	கால் லிட்டர்
உப்பு	–	தேவையான அளவு
புளித்த தயிர்	–	அரை லிட்டர்
பிரண்டை (கணு நீக்கித் தோல்சீவி ஒடித்த துண்டுகள்)	–	மூன்று கப்

செய்முறை

புளித்த தயிரில் பிரண்டையை அலசித் துணியில் துடைத்து மோரில் ஊறப்போடவும். பெருங்காயத்தை மோரில் ஊறப்போடவும். மஞ்சள் பொடிபோடவும். மிளகு, சீரகம் தூள் செய்து போடவும். ஒரு நாள் இரவு, பகல் ஊறவிட்டு, மறுநாள் காயப்போடவும். நன்கு சருகுபோல் காய்ந்ததும் வாணலியில் நெய்யை ஊற்றிப்

பிரண்டை வற்றலை வறுத்துப் பொடி செய்து சுடு சாதத்தில் கலந்து சாப்பிடவும்.

கொத்தவரங்காய் வற்றல் போல், பொடி செய்யாமல் துண்டு துண்டாக வறுத்து, மோர் சாதம், குழம்பு சாதம், கஞ்சி சாதம் எல்லாவற்றுக்கும் தொட்டுக்கொண்டு சாப்பிடலாம்.

பயன்

- மூலச் சூட்டுக்கு நல்லது.

2. மணத்தக்காளி வற்றல்

தேவை

மணத்தக்காளிக்காய்	–	ஒரு கிலோ
புளித்த தயிர்	–	அரை படி
மஞ்சள் பொடி	–	ஆறு ஸ்பூன்
மிளகு	–	பத்து கிராம்
சீரகம்	–	பத்து கிராம்
உப்பு	–	தேவையான அளவு

செய்முறை

மணத்தக்காளிக்காயை அலசிவிட்டுத் தண்ணீரின் ஈரப்பதம் இல்லாமல் உலர விட வேண்டும். இரண்டுநாள்முன் உறை ஊற்றிய தயிரை ஒரு அகன்ற ஜாடியில் ஊற்றி உப்பும் மஞ்சள் பொடியும் போட வேண்டும். மிளகு, சீரகம் இவற்றைத் தூள் செய்து போட வேண்டும். துணி தைக்கும் ஊசியினால் எல்லா மணத்தாளிக் காய்களிலும் துளைபோட்டுத் தயிரில் போட்டு நன்கு கிளறி விட வேண்டும். ஒரு நாள் இரவு, பகல் ஊற விட வேண்டும். மறுநாள் மணத்தக்காளிக் காயை மட்டும் சல்லடைக் கரண்டியால் அரித்து பாலித்தீன் பேப்பரில் காயப் போட வேண்டும். நன்கு காய்ந்ததும் பாட்டிலில் வைத்துப் பத்திரப் படுத்த வேண்டும். தேவையானபோது எண்ணெயில் வறுத்து சாதத்தில் போட்டு, நெய் சேர்த்துப் பிசைந்து சாப்பிடலாம். புளிக்குழம்புக்கும் வறுத்துத் தொட்டுக்கொள்ளலாம்.

பயன்

- கண்கள் குளிர்ச்சியடையும்.
- குடல் புண், கர்ப்பப்பைப் புண் ஆறும்.

11
ஜூஸ்

1. அருகம்புல் ஜூஸ்

தேவை

அருகம்புல்	–	1 கைப்பிடி அளவு
மணத்தக்காளிக்கீரை	–	5
வில்வ இலை	–	3
வேப்பிலை	–	ஒரு இணுக்கு

செய்முறை

எல்லாவற்றையும் அரைத்துச் சாறு எடுத்து காலையில் வெறும் வயிற்றில் சாப்பிடவும்.

பயன்

- நீரிழிவு நோய், தோல் நோய்கள் குறையும்.

அருகம்புல்

இது ஒருவகைப் புல் ஆகும். தோல் நோய்களுக்கு மிகவும் சிறந்தது. அருகம்புல்லுடன் சிறிது மஞ்சள் சேர்த்து அரைத்துக் குளித்துவர சொறி, படர்தாமரை போன்றவை போகும். அருகம் வேருக்கு வெப்பத்தைத் தணிக்கும் குணம் உண்டு. இதில் 'தூர்வாதி தைலம்' என்ற தோல் நோய்க்கான எண்ணெய் தயாரிக்கப்படுகிறது.

2. கொத்தமல்லி ஜூஸ்

தேவை

கொத்தமல்லி இலை	–	1 கட்டு
தேங்காய்த் துருவல்	–	4 டேபிள் ஸ்பூன்
ஏலக்காய்	–	2
சுக்கு	–	சிறு துண்டு

செய்முறை

கொத்தமல்லி இலையைச் சுத்தம் செய்து கழுவி அத்துடன் தேங்காய்த் துருவல், ஏலக்காய், சுக்கு சேர்த்து அரைத்து வடிகட்டி அத்துடன் அவரவர் விருப்பம் போல் தேன் அல்லது வெல்லம் சேர்த்து அருந்தவும். இதே போலப் புதினா ஜூஸும் செய்யலாம்.

பயன்

- பித்தத்தைப் போக்கும்.
- கண் பார்வை கூடும்.
- உணவு ருசி தெரியாதபோது அருந்தினால் ருசி தெரியும்.
- நல்ல பசியைத் தூண்டும்.

3. இஞ்சி எலுமிச்சம்பழ ஜூஸ்

தேவை

எலுமிச்சைச் சாறு	–	250 மில்லி
இஞ்சிச் சாறு	–	250 மில்லி
சர்க்கரை (சீனி)	–	1 கிலோ
லெமன் எஸன்ஸ்	–	2 டீஸ்பூன்

செய்முறை

ஒரு கிலோ சர்க்கரையை ஒரு பாத்திரத்தில் போட்டு ஆறரை கப் தண்ணீர் விட்டுப் பாகு காய்ச்சவும். இஞ்சியைத் தோல் நீக்கிக் கழுவி நறுக்கி மிக்ஸியில் அரைத்துச் சாறு எடுத்து வைக்கவும். எலுமிச்சம் பழத்தைக் கொட்டை நீக்கி சாறு எடுக்கவும். ஆறியதும் இஞ்சிச் சாறு, தெளிவாக வடிகட்டிய எலுமிச்சைச்சாறு இரண்டையும் பாகுடன் சேர்க்கவும். எல்லாவற்றையும் நன்கு கலந்து பின் பாட்டிலில் அடைத்து வைக்கவும்.

பயன்

- பசி ருசியை ஏற்படுத்தும்.

4. கல்யாணப் பூசணி ஜூஸ்

தோல் எடுத்துச் சுத்தம் செய்து நறுக்கிய கல்யாணப் பூசணியை மிக்ஸியில் அரைத்து எடுத்துக்கொள்ளவும்.

தேவை

ஜூஸ்	–	2 கப்
சர்க்கரை	–	1 சிட்டிகை
புதினா	–	1 சிறிய கட்டு
இஞ்சி	–	1 துண்டு
கறுப்பு உப்பு	–	1 டீஸ்பூன்
உப்பு	–	1 டீஸ்பூன்
மிளகு	–	2 டீஸ்பூன்
எலுமிச்சை ஜூஸ்	–	3 ஸ்பூன்

செய்முறை

சர்க்கரை சிரப் தயாரித்து ஆறிய பின், ஜூஸ், இஞ்சி, புதினா, எலுமிச்சை ஜூஸ் கறுப்பு உப்பு, மிளகுதூள் கலந்து வடிகட்டி பாட்டிலில் நிரப்பவும். விரும்பினால் இத்துடன் இளநீர் கலந்து அருந்தவும். கோடைக் காலத்தில் நல்ல குளிர்ச்சியைத் தரும். அல்சர் நோயாளிகளுக்கு மிக நல்ல பானம் ஆகும்.

தடியங்காய்

தடியங்காய் 'வெண்பூசணி', 'கல்யாணப் பூசணி', 'கூஷ்மாண்டம்' என்ற பெயரிலும் அழைக்கப்படுகிறது. கொடி வகையைச் சார்ந்தது. பித்தத்தைச் சமனம் செய்வது, எரிச்சலுக்குச் சிறந்தது. சிறுநீரை நன்றாகப் பிரிக்கச் செய்யும். மனநோய்களுக்கும் மனவலிகளுக்கும் நல்லது. பூசணிக்காயைக் குடைந்து அதனுள் செம்பருத்திப்பூவைப் போட்டு ஊறச் செய்து ரஸம் எடுத்து அதனுடன் சர்க்கரை சேர்த்துக் கொடுக்க, வெள்ளை நோய் மாறும். பூசணிக்காயை வேகவைத்துப் பிசைந்து அழுகிப்போன புண்களுக்கு வைத்துக் கட்டலாம். கூஷ்மாண்ட கிருதம், கூஷ்மாண்ட ரசாயனம் என்ற பெயரில் பல மருந்துகள் இதனால் தயாரிக்கப்படுகின்றன.

12
புட்டு

1. கம்பு மாவுப் புட்டு

தேவை

கம்பு மாவு	–	ஒரு கப்
பச்சரிசி மாவு	–	கால் கப்
நாட்டுச் சர்க்கரை	–	கால் கப்
தேங்காய்த் துருவல்	–	அரை கப்
நெய்	–	2 டேபிள்ஸ்பூன்
ஏலக்காய்த்தூள்	–	ஒன்றரை டீஸ்பூன்
முந்திரி	–	10
உப்பு	–	தேவையான அளவு
எண்ணெய்	–	தேவையான அளவு

செய்முறை

இரண்டு மாவுகளையும் தனித்தனியே சூடான கடாயில் வாசனை வரும்வரை வறுத்து ஆறவிட்டுப் பிசிறவும். பத்து நிமிடம் கழித்து, ஆவியில் வேகவிட்டு மற்ற எல்லாப் பொருட்களையும் சேர்த்துக் கலக்கவும். முந்திரியை நெய்யில் வறுத்துப் போடவும்.

பலன்

- உடலுக்கு போஷாக்கு அளிக்கும்.
- எலும்புகளுக்குப் பலம் தரும்.
- கண்களுக்கு நல்லது.
- தசைகளுக்கு வலுவை ஏற்படுத்தும்.

2. கேழ்வரகு மாவுப் புட்டு

தேவை

கேழ்வரகு மாவு	–	1 கப்
பச்சரிசி மாவு	–	கால் கப்
வெல்லத்தூள்	–	முக்கால் கப்
தேங்காய்த் துருவல்	–	முக்கால் கப்
வேர்க்கடலை	–	8
முந்திரி	–	8
நெய்	–	2 டேபிள்ஸ்பூன்
ஏலக்காய்த்தூள்	–	1 டீஸ்பூன்
உப்பு	–	தேவையான அளவு

செய்முறை

கடாய் காய்ந்ததும், மாவுகளைத் தனித்தனியே லேசான சூடு வரும்வரை வறுக்கவும். உப்பு கரைத்த நீரைச் சிறிது சிறிதாக ஆறிய மாவுக் கலவையில் தெளித்துப் புட்டு மாவுக் பதத்தில் கலக்கவும். அழுத்திவிட்டுத் துணியால் மூடி பத்து நிமிடம் வைக்கவும். பிறகு மாவுகளைக் கட்டியில்லாமல் உதிர்த்துப் பரப்பி ஆவியில் வேக விடவும். வெல்லத்தூளைக் கரைத்து வடிகட்டி, கெட்டிப்பாகு செய்து தேங்காய்த் துருவல், ஏலக்காய்த்தூளைச் சேர்த்து வெந்த மாவில் சிறிது சிறிதாகப் போட்டுக் கலந்து விடவும். நெய் ஊற்றிப் பிசிறிக் கட்டியில்லாமல் உதிர்த்து வைக்கவும். நெய்யில் வறுத்த முந்திரி, வேர்க்கடலை ஆகியவற்றைத் தூவி அலங்கரிக்கவும்.

முளைகட்டி நிழலில் உலர்த்தி அரைத்துச் செய்யும் கேழ்வரகு மாவு புட்டு அதிக சத்து உடையது.

பயன்

- எலும்புகளுக்குக் கனத்தன்மையை அளிக்கும்.
- உடம்புக்கு போஷாக்கு அளிக்கும்.

3. கொள்ளுப் புட்டு

தேவை

பச்சரிசி மாவு	–	1 கப்
கொள்ளு	–	அரை கப்
தேங்காய்த் துருவல்	–	கால் கப்
நெய்	–	2 டேபிள்ஸ்பூன்
முந்திரி	–	5
பாதாம்	–	4
எலுமிச்சைச் சாறு	–	1 டேபிள்ஸ்பூன்
மஞ்சள்தூள்	–	1 டீஸ்பூன்
கடுகு	–	சிறிது
பச்சை மிளகு	–	2 (கீறியது)
உப்பு	–	தேவையான அளவு

செய்முறை

கொள்ளைச் சுத்தப்படுத்தி வெறும் கடாயில் வாசனை வரும்வரை வறுக்கவும். மிக்ஸியில் போட்டுக் கரகரப்பாகப் பொடிக்கவும். அரிசி மாவைச் சூடு வரும்வரை வறுத்து, கொள்ளுடன் கலந்து, உப்பு கரைத்த நீர் விட்டுப் பிசிறி மூடிவைக்கவும். பத்து நிமிடத்துக்குப் பிறகு மஞ்சள்தூள் கலந்து வேக விடவும். வெந்த புட்டுடன் தேங்காய்த் துருவல், நெய், எலுமிச்சைச் சாறு கலந்து கடுகு, கறிவேப்பிலை, பச்சைமிளகு, தாளித்துக் கொட்டவும். பாதாமைச் சிறு துண்டுகளாக உடைத்து நெய்யில் வறுத்துத் தூவவும். நெய், தேங்காய் அளவைக் குறைத்துக் கொள்ளவும்.

பயன்

- கொள்ளுப் புட்டு உடல் பருமனைக் குறைக்க உதவும்.

13

அடை, தோசை, சப்பாத்தி

1. நவதானிய அடை

தேவை

இட்லிப் புழுங்கல் அரிசி	–	ஒரு கப்
காராமணி, கறுப்பு முழு உளுந்து	–	தலா கால் கப்
எண்ணெய், இஞ்சி, மிளகு,	–	காரத்துக்கேற்ப
உப்பு	–	தேவைக்கேற்ப

கொள்ளு, சோளம், கம்பு, பாசிப்பயறு, கொண்டைக் கடலை, தினை, கேழ்வரகு (அத்தனையும் முளைகட்டியது).

செய்முறை

புழுங்கல் அரிசியை ஒரு மணி நேரம் ஊற வைக்கவும். காராமணி, முழுக் கறுப்பு உளுந்து இரண்டையும் தனித் தனியே அரை மணி நேரம் ஊற வைக்கவும். ஊற வைத்த அரிசியுடன் இஞ்சி, மிளகு, சேர்த்துக் கரகரப்பாக அரைக்கவும். முளைகட்டிய தானியங்கள், காராமணி, உளுந்து எல்லாவற்றையும் ஒன்றாகக் கரகரப்பாக அரைக்கவும். எல்லா மாவையும் கலந்து தேவையான உப்பு சேர்த்துக் கல் நன்கு சூடானதும் மிதமான தீயில் அடை தட்டி, இருபுறமும் சிறிது எண்ணெய் ஊற்றிப் பொன்னிற மானதும் எடுக்கவும்.

பயன்

- நவதானிய அடை உடலுக்குப் புரத சத்தையும் ஆரோக்கியத்தையும் தரும்.

2. கொள்ளு அடை

தேவை

புழுங்கல் அரிசி	–	ஒரு கப்
முளை கட்டிய கொள்ளு	–	ஒரு கப்
இஞ்சி	–	ஒரு துண்டு
மிளகு	–	5
கறுப்பு எள்	–	2 டேபிள்ஸ்பூன்
கறிவேப்பிலை	–	சிறிதளவு
எண்ணெய், உப்பு	–	தேவையான அளவு

செய்முறை

புழுங்கல் அரிசியை ஒரு மணிநேரம் ஊற வைக்கவும். அரிசியுடன் முளைகட்டிய கொள்ளு, இஞ்சி, மிளகு சேர்த்துக் கரகரப்பாக அரைத்து வைக்கவும், உப்பு, கறிவேப்பிலை, கறுப்பு எள்ளை மண் போக நன்றாகக் களைந்து மாவில் கலக்கவும். கல் காய்ந்ததும், மிதமான தீயில் வைத்து அடை தட்டி இரு புறமும் சிறிது எண்ணெய் விட்டு வெந்ததும் எடுக்கவும்.

கொள்ளு உஷ்ண வீரியம் உடையது. புளிப்புத் தன்மையை அதிகரிக்கும். வயிற்றில் பித்தம் உள்ளவர்களுக்குப் பித்தத்தின் தன்மையை அதிகரிக்கும். கல்லடைப்பு, அடிக்கடி வரும் ஜல தோஷம், மூச்சுமுட்டு போன்றவற்றைப் போக்கும். கொள்ளைக் 'காணம்' என்றும் அழைப்பார்கள்.

பயன்

- உடலில் ஏற்படுகின்ற கொழுப்பைக் கொள்ளுப் பொடி குறைக்கும்.
- கொலஸ்ட்ரால் நோய்க்குச் சிறந்தது.

3. வாழைப்பூ அடை

தேவை

புழுங்கல் அரிசி	–	ஒரு கப்
பாசிப்பருப்பு, கடலைப்பருப்பு, துவரம்பருப்பு	–	தலா அரை கப்

வாழைப்பூ	–	ஒன்று
மிளகு	–	5
பெரிய வெங்காயம்	–	1
எண்ணெய், உப்பு	–	தேவையான அளவு

செய்முறை

புழுங்கல் அரிசியை ஒரு மணி நேரம் ஊற வைக்கவும். பாசிப்பருப்பு, கடலைப்பருப்பு, துவரம்பருப்பைத் தனித்தனியே அரை மணி நேரம் ஊற வைக்கவும். வாழைப்பூவை ஆய்ந்து உள்ளே இருக்கும் நரம்பை நீக்கிப் பொடியாக நறுக்கி, உப்பு சேர்த்து ஐந்து நிமிடம் வேக விடவும். ஆறியதும் நன்கு பிழிந்து வைத்துக்கொள்ளவும். ஊற வைத்த அரிசியுடன் வெங்காயம், மிளகைச் சேர்த்து அரைக்கவும். பருப்பு வகைகளைத் தனியாக அரைக்கவும். எல்லா மாவையும் கலந்து வெந்த வாழைப்பூவைப் போட்டு, சிறிது உப்பு சேர்த்துக் கலக்கவும். கல் காய்ந்ததும் அடைக்கு ஊற்றி இருபுறமும் எண்ணெய் ஊற்றி வேகவிட்டு எடுக்கவும்.

பயன்

பித்த சமனம் என்னும் குணமுடையது. அதிக சீத அவஸ்தைக்குக் கொடுக்க இயலாது. சர்க்கரை நோயாளிகளும் சாப்பிடலாம். சிறுநீர் அதிகமாகப் போகும் நிலையில் கஷாயம் செய்தோ, சாறு பிழிந்தோ கொடுக்கலாம்.

4. வாழைத்தண்டு அடை

தேவை

புழுங்கல் அரிசி	–	முக்கால் கப்
தனியா	–	ஒரு டேபிள்ஸ்பூன்
பூண்டு	–	4 பல்
சோம்பு	–	ஒரு டீஸ்பூன்
இஞ்சி	–	ஒரு துண்டு
மிளகு	–	5
இளசான வாழைத்தண்டு	–	ஒரு சிறு துண்டு
முளைகட்டிய பாசிப்பயறு, கொண்டைக்கடலை	–	தலா ஒரு கப்
எண்ணெய், உப்பு	–	தேவையான அளவு

செய்முறை

புழுங்கல் அரிசியை ஒரு மணி நேரம் ஊற வைக்கவும். வாழைத்தண்டின் தோல் சீவி, நார் எடுத்துப் பொடியாக நறுக்கிக்கொள்ளவும். ஊற வைத்த அரிசியுடன் தனியா, பூண்டு, சோம்பு, இஞ்சி, மிளகு சேர்த்துக் கரகரப்பாக அடைமாவுப் பதத்தில் அரைத்துக்கொள்ளவும். முளைகட்டிய பயிறு, கொண்டைக்கடலையைத் தனியாக அரைத்துக்கொள்ளவும். இரண்டு மாவையும் ஒன்றாகச் சேர்த்து, நறுக்கிய வாழைத்தண்டு, உப்பு சேர்க்கவும். கல் காய்ந்ததும் மிதமான தீயில் அடை மாவை ஊற்றி இருபுறமும் எண்ணெய் விட்டு வெந்ததும் எடுக்கவும்.

5. முடக்கத்தான் கீரை அடை

தேவை

புழுங்கல் அரிசி	–	ஒரு கப்
பச்சரிசி	–	அரை கப்
வெந்தயம்	–	2 டேபிள்ஸ்பூன்
கொடியாக இருக்கும் முடக்கத்தான் கீரை	–	ஒரு கைப்பிடி
இஞ்சி	–	சிறு துண்டு
பெருங்காயத்தூள்	–	சிறிது
பாசிப்பருப்பு	–	2 டேபிள்ஸ்பூன்
எண்ணெய், உப்பு	–	தேவையான அளவு

செய்முறை

புழுங்கல் அரிசி, பச்சரிசி, பாசிப்பருப்பு, வெந்தயம் எல்லா வற்றையும் சேர்த்து ஒரு மணி நேரம் ஊற வைத்து வடிகட்டி இஞ்சி சேர்த்து அரைக்கவும். சிறிது மசியும்போது முடக்கத் தான் கீரையை ஆய்ந்து நறுக்கி மாவுடன் சேர்த்து அரைக்கவும். எல்லா மாவையும் கலந்து உப்பு, பெருங்காயத்தூள் சேர்த்து கல் காயந்ததும் மிதமான தீயில் அடையை வார்த்து இருபுறமும் எண்ணெய் விட்டுப் பொன்னிறமாக வெந்ததும் எடுக்கவும்.

முடக்கத்தானுக்கு முடக்கு அறுத்தான் என்று பெயர். அடையை ஆயுர்வேதத்தில் 'உத்காரிகம்' என்று குறிப்பிடுவார்கள்.

பயன்

- இது எலும்புகளுக்கு வலு சேர்க்கும்.
- வாத நோய்கள், எலும்புத் தேய்மானம், எலும்பின் கனக்குறைவு போன்றவற்றிற்கு உணவாகச் சாப்பிடச் சிறந்தது.

6. முடக்கத்தான் இலைத் தோசை

தேவை

அரிசி	–	அரை படி
முடக்கத்தான் இலை	–	இரண்டு கப் (உருவியது)
உப்பு	–	தேவையான அளவு

செய்முறை

முதல் நாள் மதியம் அரிசியைக் களைந்து ஊற வைக்கவும். இரண்டு மணி நேரம் ஊறியதும் இலையை நீரில் அலசிக் கொள்ளவும். கிரைண்டரைக் கழுவிவிட்டு, முதலில் இலைகள் அனைத்தையும் போட்டு, ஒரு கைப்பிடி அரிசியும் போட்டு லேசாகத் தண்ணீர் தெளித்து அரைக்கவும். மாவு போல் வரும்வரை இலையைத் துடுப்பின் பகுதியிலிருந்து எடுத்துப் போடவும். இவ்வாறு நன்கு நுரைக்கும் வரை மசிந்ததும், மீதி அரிசியையும் போடவும். தோசை மாவுப் பதத்தில் அரைத்து, கல்லைக் கழுவி ஊற்றி உப்பு போட்டு ஆப்பமாவுப் பதமாகக் கரைத்துத் தோசையாகச் சுட்டுச் சாப்பிட வேண்டும். இதனால் பித்தம் குணமாவதோடு பசி நன்கு ஏற்படும். ஒரு சிலருக்கு வயிற்றுப் போக்கு ஏற்படலாம்.

7. முடக்கத்தான் கீரைத் தோசை

தேவை

புழுங்கல் அரிசி	–	2 கப்
உளுத்தம் பருப்பு	–	முக்கால் கப்
மிளகு	–	4
சீரகம்	–	அரை ஸ்பூன்
முடக்கத்தான் கீரை சுத்தம் செய்து, கழுவி நறுக்கியது	–	2 கப்

செய்முறை

மேற்கூறிய பொருட்களை அரைத்து உப்பு சேர்த்து மறுநாள் காலை தோசை சுட்டுச் சாப்பிடவும். வாரம் ஒரு முறை உணவில் சேர்த்து வரவும்.

பயன்

- கை, கால்களில் மூட்டு வலி மறையும்.
- மலக்கட்டு, கீல்பிடிப்பு ஆகிய பிணிகளுக்கு நல்லது.

இதையே,

முடக்கத்தான்கீரை	–	1 கட்டு
சின்ன வெங்காயம்	–	10
சீரகம்	–	1 டீஸ்பூன்
தக்காளி	–	2

சேர்த்து வேக வைத்து வடிகட்டி, உப்பு, மிளகுத்தூள் சேர்த்து அருந்தலாம்.

8. பிரண்டைத் தோசை

தேவை

அரிசி	–	அரை கிலோ
உளுத்தம் பருப்பு	–	கால் கிலோ

இந்த இரண்டையும் நீரில் ஊறவைத்திருந்து நன்றாய் ஊறினபின் நீரை வடித்துவிட வேண்டும்.

பிரண்டை 75 கிராம் இளசானதாய்ப் பார்த்து எடுத்து சிறு சிறு துண்டுகளாய் நறுக்கி உரலிலிருக்கும் அரிசிப் பருப்புடன் போட்டு வெண்ணெய்போல் அரைத்து அன்று முழுவதும் அப்படியே வைத்திருந்து, மறுநாள்,

பொடி செய்த உப்பு	–	25 கிராம்
சீரகம்	–	15 கிராம்
காயம்	–	சிறிதளவு

இந்த மூன்றில் சீரகத்தை நசுக்கியும் காயத்தைக் கரைத்தும் தோசைமாவில் சேர்த்துப் போதுமான நீர்விட்டுச் சுட வேண்டும்.

பயன்

- எலும்புகளுக்குப் பலன் அளிக்கும்.
- மாதவிடாய் காலங்களில் ஏற்படும் அஸ்திக்ஷயம் என்ற *osteoporosis* நோய்க்குச் சிறந்தது.
- ஒடிந்த எலும்புகளை ஒட்டச் செய்யும்.
- கால்சியம் சத்து நிறைந்தது.

9. வெந்தயத் தோசை

செய்முறை

அரிசி	–	500 கிராம்
உளுத்தம் பருப்பு	–	125 கிராம்
வெந்தயம்	–	100 கிராம்

இம்மூன்றையும் ஒரு மணிநேரம் நீரில் ஊறவைத்திருந்து பின்பு நீரை வடித்துவிட்டு அதை ஒரு மிக்ஸியில் போட்டு, கொஞ்சம் கொஞ்சமாக நீரை விட்டு வெண்ணெய் போல் அரைத்து சிறிது நீரை விட்டுக் கரைத்து அப்படியே வைத்திருக்கவும். மறுநாள்,

உப்பு	–	50 கிராம்
சீரகம்	–	15 கிராம்
காயம்	–	தேவையான அளவு

இவைகளில் காயத்தைத் தவிர மற்றவைகளைப் புளித்த தோசைமாவில் போட்டுக் காயத்தை மட்டும் கொஞ்சம் நீரில் ஊறவைத்து அதன் தெளிவைத் தோசைமாவில் கொட்டி பின்பு எல்லாவற்றையும் ஒன்றாய்க் கலந்து தோசை போல் வார்த்துச் சாப்பிடவும்.

பயன்

- உடல் பருமனைக் குறைக்கும்.
- சர்க்கரை நோயாளிகளுக்கு நல்லது.

10. கேழ்வரகு அடை

தேவை

கேழ்வரகு, புழுங்கல் அரிசி	–	ஒரு கப்
பொடியாக நறுக்கிய இஞ்சி	–	சிறிதளவு
மிளகு	–	2 டேபிள்ஸ்பூன்
தேங்காய்	–	2 துண்டுகள்
புதினா	–	ஒரு கைப்பிடி
எண்ணெய், உப்பு	–	தேவையான அளவு

செய்முறை

கேழ்வரகைக் கல் நீக்கி அரிசியுடன் சேர்த்து ஒரு மணி நேரம் ஊற விடவும். பிறகு களைந்து காய்ந்த மிளகாய் சேர்த்து அடைமாவுப் பதத்தில் அரைக்கவும். இதில் தேங்காய்த் துண்டு கள், இஞ்சி, மிளகு சேர்க்கவும். புதினாவைப் பொடியாக நறுக்கி எண்ணெயில் வதக்கிப் போடவும். தேவையான உப்பு சேர்த்துக் கலந்து அடை தட்டி, இருபுறமும் எண்ணெய் விட்டு வெந்ததும் எடுக்கவும்.

உடல் ஆரோக்கியத்திற்குச் சிறந்தது.

கேழ்வரகு

கேழ்வரகு மலத்தைக் கட்டுப்படுத்தும் தன்மை உடையது. குளிர்ச்சியானது. விஷத்தைத் தணிப்பது. கேழ்வரகை ராகி என்றும் அழைப்பார்கள். தானிய வகையைச் சார்ந்தது. கேழ்வரகுக் கூழ் உடம்பைத் தளர்ச்சியிலிருந்து காப்பாற்றும். கேழ்வரகு மாவில் அடை, தோசை, களி, கஞ்சி இவற்றைச் செய்யலாம். நீரிழிவிற்குச் சிறந்தது. இந்த மாவுடன் சிறிது சர்க்கரை, பால் சேர்த்துக் கூழ் அல்லது கஞ்சி காய்ச்சிக் குழந்தைகளுக்குக் கொடுக்க உடல் நலம் உண்டாகும். மாவைக் களி செய்து கட்டிகளுக்குக் கட்டினால் கட்டி பழுக்கும்.

11. முருங்கைக் கீரை அடை

தேவை

புழுங்கல் அரிசி	–	ஒரு கப்
பச்சரிசி	–	அரை கப்
வெந்தயம்	–	2 டேபிள்ஸ்பூன்
முருங்கைக் கீரை	–	ஒரு கைப்பிடி
இஞ்சி	–	சிறு துண்டு
பெருங்காயத்தூள்	–	சிறிது
பாசிப்பருப்பு	–	2 டேபிள் ஸ்பூன்
எண்ணெய், உப்பு	–	தேவையான அளவு

செய்முறை

புழுங்கல் அரிசி, பச்சரிசி, பாசிப்பருப்பு, வெந்தயம் எல்லாவற்றையும் சேர்த்து ஒரு மணி நேரம் ஊற வைத்து வடி கட்டி இஞ்சி சேர்த்து அரைக்கவும். சிறிது மசியும் போது முருங்கைக்

கீரையை ஆய்ந்து நறுக்கி மாவுடன் சேர்த்து அரைக்கவும். எல்லா மாவையும் சேர்த்துக் கலந்து உப்பு, பெருங்காயத்தூள் சேர்த்துக் கலக்கவும். கல் காய்ந்ததும் மிதமான தீயில் அடையை வார்த்து இருபுறமும் எண்ணெய் விட்டுப் பொன்னிறமாக வெந்ததும் எடுக்கவும்.

பயன்

- கால்சியம் சத்துக் குறைவுக்கு இது மிகவும் நல்லது.
- ஆஸ்டியோபோரோசிஸ் எனும் எலும்பு நோய் உள்ளவர்கள் இதை உணவாகச் சேர்த்துக்கொள்ளலாம்.

12. கீரை சப்பாத்தி

தேவை

கோதுமை மாவு	–	2 கப்
ஏதாவது ஒரு கீரை	–	ஒரு கப்
மிளகு	–	ஒரு டீஸ்பூன்
சாட்மசாலா	–	அரை டீஸ்பூன்
உப்பு	–	தேவையான அளவு
எண்ணெய்	–	தேவையான அளவு

செய்முறை

கீரையை நன்றாக அலசி வடியவிட்டு உலர்த்தவும். கொடுக்கப்பட்டுள்ள எல்லாப் பொருட்களுடன் கீரையைச் சேர்த்து தேவையான அளவு தண்ணீர் விட்டுக் கெட்டியாகப் பிசைந்து வட்டமாக இடவும். எண்ணெய் விட்டு இரு புறமும் திருப்பிப் போட்டு எடுக்கவும்.

பயன்

சர்க்கரை நோயாளிகள் சாப்பிடலாம். உடம்பில் சர்க்கரையை அதிகமாகக் கூட்டாது.

13. ராகி சப்பாத்தி

தேவை

கேழ்வரகு மாவு	–	1 கப்
தேங்காய்த் துருவல்	–	கால் கப்

வெங்காயம்	–	1
மல்லித்தழை	–	கால் கப் (பொடியாக நறுக்கியது)
கறிவேப்பிலை	–	1 டேபிள்ஸ்பூன்
பச்சை மிளகு	–	2 அல்லது 3
சர்க்கரை	–	அரை டீஸ்பூன்
உப்பு	–	தேவையான அளவு
எண்ணெய்	–	தேவையான அளவு

செய்முறை

கேழ்வரகு மாவைத் தவிர மற்ற எல்லாப் பொருட்களையும் சிறிதளவு தண்ணீர் விட்டு கலந்துகொள்ளவும். பிறகு அதில் கேழ்வரகு மாவைச் சேர்த்து சப்பாத்தி மாவு போல் பிசைந்து சிறிது நேரம் ஊற விடவும். இந்த மாவில் சிறிதளவு எடுத்துக் கைகளில் எண்ணெய் தடவிக் கொண்டு மெல்லியதாகத் தட்டவும். தோசைக் கல்லில் இட்டு இருபுறமும் எண்ணெய் விட்டுப் பொன்னிறமானதும் எடுக்கவும்.

பயன்

சர்க்கரை நோயாளிகள் சாப்பிடலாம். உடம்பில் சர்க்கரையை அதிகமாகக் கூட்டாது.

14

தின்பண்டங்கள்

1. பொரிவிளங்காய் உருண்டை

தேவை

பச்சரிசி	–	500 கிராம்
புழுங்கல் அரிசி	–	500 கிராம்
பாசிப்பருப்பு	–	500 கிராம்
வெல்லம்	–	1 கிலோ
வெள்ளை எள்	–	100 கிராம்
பொட்டுக்கடலை	–	100 கிராம்
வறுத்த வேர்க்கடலை	–	150 கிராம்
ஏலக்காய்	–	10
சுக்கு (சிறுதுண்டு)	–	1 அங்குலம்

செய்முறை

பச்சரிசி, புழுங்கல் அரிசியைச் சுத்தம் செய்து கழுவிக் காயவைத்து வெறும் கடாயில் சிவக்க வறுத்து எடுக்கவும். பாசிப்பருப்பு, சுக்கு, ஏலக்காய் எல்லாவற்றையும் வறுத்து ஒன்றாகச் சேர்த்து மிஷினில் மாவாக அரைத்துக் கொள்ளவும். தேங்காயைப் பொடிப்பொடியாக நறுக்கி வறுத்து எடுக்கவும். பின்பு எள்ளைச் சுத்தம் செய்து வறுத்து அரைத்து, வைத்துள்ள மாவில் எல்லாவற்றையும்

போட்டு, பொட்டுக்கடலை, வேர்க்கடலை சேர்த்து நன்கு கலந்து கிளறி விடவும். வெல்லத்தைப் பொடிசெய்து 3 டம்ளர் தண்ணீர் விட்டுக் கொதித்ததும் வடிகட்டி கம்பிப் பாகுப்பதமாகக் காய்ச்சி மாவில் சிறிது சிறிதாக ஊற்றிக் கிளறி உருண்டை பிடிக்கவும். மொத்தமாக பாகை மாவில் ஊற்றினால் இறுகிவிடும். பாகு இறுகினால் ஒரு கரண்டி தண்ணீர் விட்டு அடுப்பில் வைத்தால் இளகும். உருண்டை முழுவதும் பிடித்ததும் ஒரு தாம்பாளத்தில் வைத்து ஆறியதும் டப்பாவில் வைக்கவும்.

பயன்

- அரிசியை வறுத்துச் செய்வதால் நல்ல மணத்துடன் இருக்கும். குழந்தைகள் விரும்பி உண்பார்கள். இதில் வெல்லம் சேர்ப்பதால் இரும்புச்சத்துக் கிடைக்கும். பசியை நீண்ட நேரம் தாங்கும் இயற்கையான உணவு. குழந்தைகளுக்குப் போஷாக்கு அளிக்கும்.

2. எள் உருண்டை

எள்ளைத் தேய்த்துக் கழுவி, கல்நீக்கிக் காயவைத்து, கடாயில் போட்டு வறுத்து அத்துடன் ஏலக்காய், பொட்டுக்கடலை, வேர்க்கடலை, தேவையான வெல்லம் சேர்த்து உரலில் இடித்து உருண்டைகளாகப் பிடித்து வைக்கவும்.

15

பாயசம்

தினை அரிசிப் பாயசம்
(கிருசரம்)

தேவை

தினை அரிசி	–	ஒரு கப்
சர்க்கரை	–	ஒன்றரை கப்
பால்	–	2 டம்ளர்
முந்திரிப்பருப்பு, பாதாம்பருப்பு	–	10
குங்குமப்பூ, நெய், கிஸ்மிஸ்	–	சிறிதளவு

செய்முறை

தினை அரிசியைச் சுத்தம் செய்து நன்கு வறுத்து பாலும், நீரும் சேர்த்து வேகவிடவும். முந்திரிப்பருப்பு, பாதாம் பருப்பு ஆகியவற்றை ஊறவைத்து அரைத்து, அந்த விழுதைப் பாலுடன் சேர்த்து சர்க்கரை போட்டு வெந்த தினை அரிசியையும் கரண்டியால் நன்கு மசித்துச் சேர்த்துக் கொதிக்கவிடவும். நன்கு கொதித்தவுடன் குங்குமப்பூவைப் பாலில் கரைத்துச் சேர்த்து, முந்திரிப் பருப்பு, கிஸ்மிஸ் ஆகியவற்றை நெய்யில் வறுத்துப் போட்டு இறக்கவும்.

16

ரசாயனம்

இஞ்சி ரசாயனம்

தேவை

இஞ்சி	–	100 கிராம்
வெல்லம்	–	2 கப்
விதை நீக்கிய பேரீச்சம்பழம்	–	10
ஏலக்காய்த்தூள்	–	1 டீஸ்பூன்
நெய்	–	2 டீஸ்பூன்
கசகசா	–	2 டீஸ்பூன்

செய்முறை

இஞ்சியைத் தோல் சீவி அரைத்து, ஒரு டம்ளர் தண்ணீர் விட்டு வடிகட்டவும். அந்தச் சாறில் பேரீச்சம் பழங்களை ஊற விடவும். வெல்லத்தூளை வெந்நீரில் கரைத்து வடிகட்டவும். கசகசாவை லேசான தண்ணீர் சேர்த்து மை போல அரைத்தெடுக்கவும். ஊறிய பேரீச்சம் பழத்தை அந்தச் சாறோடு மிக்ஸியில் அரைக்கவும். அந்த விழுதோடு, வெல்லத்தண்ணீர், கசகசா விழுது சேர்த்து, வாணலியில் நெய்விட்டுக் கிளறவும். அடுப்பை ஸிம்மில் வைத்துத் தொடர்ந்து கிளறவும். அல்வா பதத்துக்கு வந்ததும் இறக்கவும்.

இஞ்சி

இது நீர் செழிப்பான இடங்களில் உண்டாகும் ஒருவகைக் கிழங்காகும். இதற்கு 'ஆர்த்ரகம்' என்ற பெயரும் உண்டு. வாத கப நோய்களை மாற்றும். இரசாயனம் எனும் ஆயுளை நீடிக்கும் குணம் உடையது. தேனில் இஞ்சியைக் கீற்றுக் கீற்றாகக் கீறிட்டு அது நன்றாக ஊறியபின் அதைத் தினமும் சாப்பிடுவது நல்லது. பெருவயிறு மருத்துவத்தில் இஞ்சிச் சாறு நல்ல பலன் அளிக்கிறது.

இஞ்சிக் கிழங்கை வெல்லப் பாகில் ஊறச் செய்து சாப்பிடலாம். இஞ்சிச் சாறைத் தேன் சேர்த்து பாகு போலச் செய்து குங்குமப் பூ, ஏலம், ஜாதிக்காய், கிராம்பு இவற்றைப் பொடித்துத் தூவிக் கிளறி ஒரு பாட்டிலில் வைத்துக் கொண்டு 5 மி.லி வரை கொடுக்க பித்த மயக்கம் மாறும். இஞ்சியை வாயில் மென்று உமிழ்நீரைத் துப்ப தொண்டைக் கரகரப்பு மாறும். இஞ்சியைப் பால் கஷாயம் செய்து குடிக்க இருமல், இளைப்பு நோய் மாறும்.

பயன்

- வாத கபத்தைக் குறைக்கும்.
- பசியைத் தூண்டும்.
- உடம்பிலுள்ள மலங்களைக் கட்டுப்படுத்தும்.
- இரத்த சோகையும், உடல் நீரையும் கட்டுப்படுத்தும்.
- உடலுக்கு உற்சாகத்தையும் சுறுசுறுப்பையும் தரும்.
- பிரசவித்த பிறகு தாய்ப்பாலை விருத்தி செய்வதற்கும் இதைக் கொடுக்கலாம்.

17
கஞ்சி

கஞ்சி

50 கிராம் அரிசி எடுத்து 800 மில்லி லிட்டர் தண்ணீர் சேர்த்து 20 நிமிடம் கொதிக்க வைத்து வடிகட்டி மீண்டும் அவ்வாறே செய்து நீரை வடித்து சர்க்கரையோ பழச்சாறோ சேர்த்துக் கொடுப்பதற்குக் கஞ்சி என்று பெயர்.

வயிற்றுநோய் உள்ளவர்களுக்கும், குடல் சுத்தி கொண்டவர்களுக்கும் இதை நாம் கொடுப்போம். கஞ்சியில் சுக்கைத் தட்டிப் போடுவது உண்டு. துணியில் சுக்கை முடிந்து போடுவதும் உண்டு. ஆமம் (நச்சு) இதனால் மாறும். வயிற்றுப்புண் உள்ளவர்கள் கஞ்சி அன்னத்தில் மோர் சேர்த்துச் சாப்பிடுவார்கள்.

பால் கஞ்சி ஆண்மையை அதிகரிக்கும். கொள்ளுக் கஞ்சி கொழுப்பைக் குறைக்கும். நெற்பொறிக் கஞ்சி வாந்தியை நீக்கும். அரிசியை மாவாக்கிக் களி போல் கிளறிப் புண்ணின் மீது கட்டுவார்கள். அப்பொழுது புண் உடையும்.

அரிசி மாவு, உளுந்து சேர்த்துத் தோசை உருவாகிறது. முறுக்கு, தேன்குழல் போன்ற பண்டங்கள் எல்லாம் செய்யப்படுகின்றன.

சோறு நன்றாகக் குழைந்து இருப்பது நல்லது. நோயாளிகளுக்குப் பச்சரிசியைவிடப் புழுங்கல் அரிசியே நல்லது.

பித்தம் விருத்தியான நிலைகளில் தண்ணீர் விட்ட சாதம் அதாவது பழஞ்சோறு (பழையது) நல்லது. இரவில் தண்ணீர் விட்ட சாதத்தைக் காலையில் பருக பித்த எரிச்சல் குறையும்.

1. அரிசிக் கஞ்சி

அரிசிக்குப் பதினான்கு மடங்கு தண்ணீர் விட்டுப் பக்குவம் செய்து பருக்கையோடோ பருக்கை இன்றியோ குடிக்கப்படும் கஞ்சிக்கு 'மண்டம்' என்று பெயர். இதனுடன் சுக்கு, மாதுளை போன்றவை சேர்த்துத் தயாரிப்பதும் உண்டு. இது இலகுவான உணவு. வாயுவைச் சமன் செய்யும். நாவறட்சி, வாந்தி, மலசுத்தி செய்துகொண்டவர்களுக்கு நல்லது. அக்னி பலத்தைத் தூண்டும். கட்டியான பொங்கல் போன்ற பருவத்திற்கு 'விலேபி' என்று பெயர்.

2. கலவைக் கஞ்சி

தேவை

கேழ்வரகு	–	150 கிராம்
பொட்டுக்கடலை	–	150 கிராம்
பயத்தம் பருப்பு	–	150 கிராம்
நிலக்கடலை	–	50 கிராம்
வெல்லம்	–	50 கிராம்

செய்முறை

கேழ்வரகையும் பயத்தம் பருப்பையும் தனித்தனியே வறுக்கவும். வறுத்த நிலக்கடலை, பொட்டுக்கடலை இவற்றைச் சுத்தப்படுத்தி, வறுத்த கேழ்வரகு, பயத்தம் பருப்பு இவற்றுடன் கலந்து மாவாக்கவும். இந்த மாவுடன் பொடி செய்த வெல்லத்தைச் சேர்த்துக் கஞ்சி தயாரித்துக் கொடுக்கவும். தினமும் இதைக் குடிக்கலாம்.

பயன்

- ஊட்டச்சத்தை அதிகரிக்கும்.
- உடல் வலிமை உண்டாக்கும்.

3. கோதுமைக் கஞ்சி

தேவை

உடைத்த கோதுமை	–	100 கிராம்
பச்சைப் பயறு	–	50 கிராம்

பால்	–	100 மிலி
வெல்லம்	–	100 கிராம்
தண்ணீர்	–	1 லிட்டர்

செய்முறை

கோதுமை ரவையை வறுத்துக்கொள்ளவும். பின் பச்சைப் பயறுடன் 750 மி.லி. நீரையும் சேர்க்க வேண்டும். கோதுமை ரவை, பயறு இரண்டையும் நன்றாக வேக வைக்க வேண்டும். வெல்லத்தை மீதியுள்ள நீரில் கரைத்து, வடிகட்டி இதனுடன் சேர்க்க வேண்டும். இளகிய திட நிலையை அடையும் வரை அடுப்பில் வைத்து, பின்னர் இறக்கிச் சூடான பாலை ஊற்றவும்.

நீரிழிவு நோயினர் பனைவெல்லம் பயன்படுத்தலாம்.

பயன்

- உடல் ஊட்டத்தைக் கொடுக்கும்.

4. பால் கஞ்சி

பச்சரிசியை ஒன்றிரண்டாக உடைத்து நொய்யாக்கிக் கழுவவும். பின்பு அடுப்பின் மீது ஒரு பாண்டத்தில் உலை வைத்துக்கொள்ளவும். அது வெந்துவரும் சமயத்தில் பசும் பாலை ஊற்றவும், பாகமாயிறக்கவும்.

பயன்

- வாத பித்தத்தைக் குறைக்கும்.
- மூத்திரக் கடுப்பை மாற்றும்.

5. சத்துமாவுக் கஞ்சி

தேவை

கேழ்வரகு	–	1 கிலோ
கொள்ளு	–	100 கிராம்
வேர்க்கடலை	–	100 கிராம்
பச்சைப் பயறு	–	100 கிராம்
பாதாம் பருப்பு	–	100 கிராம்
பொட்டுக் கடலை	–	100 கிராம்
பார்லி	–	50 கிராம்
ஜவ்வரிசி	–	50 கிராம்

செய்முறை

கேழ்வரகு, கொள்ளு, பச்சைப் பயறு இவைகளைத் தனித் தனியாக முதல்நாள் இரவு ஊறவைத்துக்கொள்ளவேண்டும். மறுநாள் ஒரு துணியில் மூட்டை போல் கட்டி தனித்தனியாகப் பாத்திரங்களில் வைத்து இறுகக் கட்டி மூடி வைக்கவும். மறுநாள் முளை விட்டிருக்கும் இந்தத் தானியங்களை வெயிலில் காய வைக்கவும். பின் அடுப்பில் வாணலியை வைத்து இந்த மூன்று பொருட்களையும் சேர்த்து அத்துடன் மேலே குறிப்பிட்ட பருப்புகள், பொட்டுக்கடலை உள்ளிட்ட இதர பொருட்கள் எல்லாவற்றையும் எண்ணெய் இல்லாமல் பொன்னிறத்தில் வறுத்து எடுக்கவும். அந்தக் கலவையை மிஷினில் அரைத்து மாவாக்கிக்கொள்ளவும்.

4 கப் பொடியுடன் 8 கப் தண்ணீர் சேர்த்துக் கலந்து அடுப்பில் வைக்கவும். அடிப்பிடிக்காமல் கிளறி விட வேண்டும். நன்கு கெட்டியாக வரும். அதில் கல், மண் இல்லாமல் சுத்த மாக்கப்பட்டுப் பொடியாக்கப்பட்ட வெல்லம் கால் கிலோ போடவும். அத்துடன் 8 கப் பால் சேர்க்கவும். பிறகு 1 ஸ்பூன் ஏலப்பொடி, 1 ஸ்பூன் சுக்குப்பொடி கலந்துகொள்ளவும். உடலுக்கு நல்ல சத்து தரும்.

6. பார்லிக் கஞ்சி

பார்லி அரிசியை இளவறுப்பாக வறுத்து ஒன்றிரண்டாக உடைத்துக்கொள்ளவும். இதில் இரண்டு தேக்கரண்டி அளவு அரை லிட்டர் நீரில் போட்டுக் கால் லிட்டராகச் சுண்டக் காய்ச்சி இறுத்து தண்ணீரை மட்டும் கொடுக்கலாம். கற்கண்டு, பால் சேர்த்தும் கொடுக்கலாம். இதனைத் தொண்டைப்புண், எரிச்சல், சுரத்தில் காணும் தாகம், இவற்றிற்குக் கொடுக்கலாம். தாய்ப்பால் இல்லாத குழந்தைகளுக்கு அரிசிக் கஞ்சியுடன் சேர்த்துக் கொடுக்கலாம். பார்லி மூத்திரத்தை அதிகரிக்கும் தன்மையுடையது.

7. புழுங்கல் அரிசிக் கஞ்சி

புழுங்கல் அரிசி ஒரு லிட்டர் தண்ணீரில் ஊறவைத்து வெய்யிலில் உலர்த்தி, உடைத்து தண்ணீர்விட்டரைத்த 15 கிராம் ஓமத்தை அதில் சேர்த்துக் கிளறிக் காயவைக்க வேண்டும். பிறகு அதைச் சட்டியில் போட்டு வறுத்து எடுக்கவும். பின் மாவாகத்திரித்து சீசாவில் பத்திரப்படுத்தவும். தேவைப்படும் போது கொஞ்சம் மாவு போட்டுக் கஞ்சிப் பதமாகக் காய்ச்சி, பாலும் பனங்கற்கண்டும் கலந்து கொடுக்கலாம்.

8. குமரிமாவட்ட வர்மக் கஞ்சி

வர்மக் கஞ்சி குறித்த பழைய பாடல்கள் உண்டு.

போகவே வேலியுடன் பருத்தி வேரும்
புகழான அமிர்தவல்லி கொழிஞ்சிவேரும்
வேகவே நன்னாரி உழிஞை வேரும்
வில்வமொடு நற்றொட்டி வேருங்கூட்டி
ஆகயிது வகை வகைக்குக் கழஞ்சி மூன்று
அப்பனே பருத்திக்கு பால்தான் ரண்டு
போகவே நற்சாறாய் அளந்து வாங்கி
இதமான ஆட்டின்பால் அரைதான் வாங்கே.

வாங்கியே ஆதாளியரிசியிட்டு
வளமான பாலுவகை யதுவுமிட்டு
தேங்கியே மருந்தெல்லாமி டித்துக் கூட்டிச்
செயலாகக் கஞ்சியதிலிட்டுக் காய்ச்சி
ஓங்கியே கிழியதுவும் யெடுத்து நீக்கி
உத்தமனே யிருநேரம் கொண்டால் பின்னும்
தாங்கியே யிப்படிதான் ரண்டு ஆறுநாள்
தானருந்த வர்ம நோய் குலைந்து போமே.

பொருள்

வேலிப்பருத்தி வேர், சீந்தில், கொழிஞ்சி வேர், நன்னாரி, முடக்கத்தான் வேர், வில்வவேர், குறுந்தோட்டி (சித்தாமுட்டு) வேர் வகை ஒன்றுக்கு 15 கிராம் எடுத்து மிக்ஸியில் போட்டு நன்கு பொடித்துக் கிழியாகக் கட்டி எடுத்துக்கொள்ளவும். பருத்தி விதைப்பால் 1 லிட்டர், ஆட்டின் பால் அல்லது பசும் பால் 500 மில்லி லிட்டர், ஆளிவிதை 15 கிராம் எல்லாம் ஒன்றாய்க் கலந்து அரிசியிட்டுக் கஞ்சி காய்ச்சி, கிழியை வடித்து 1 வாரம் குடித்துவர வர்மமெல்லாம் தீரும்.

9. ஸ்தூலத்துக்கு கஞ்சி

தேவை

காட்டுக் கோதுமை நொய்	– 200 கிராம்
தண்ணீர்	– 1 லிட்டர்
தேன்	– 2 தேக்கரண்டி

செய்முறை

காட்டுக் கோதுமை நொய்யை வறுத்துத் தண்ணீர் விட்டு நன்கு வேகவைத்து இறக்கித் தேன் சேர்த்துப் பருகவும்.

பயன்

- பருத்த உடல் இளைக்க வாய்ப்புண்டு.

10. வெந்தயக் கஞ்சி

தேவை

ஊற வைத்து முளைகட்டிய வெந்தயம்	– அரை கிலோ
கருப்பட்டி	– அரை கிலோ
ஏலக்காய்	– ஒன்பது
கஞ்சி வைப்பதற்குத் தேவையான பால் (அ) தேங்காய்ப்பால்	– கால் லிட்டர்
உப்பு	– தேவைப்பட்டால்

செய்முறை

வெந்தயத்தைக் காலையிலிருந்து இரவுவரை ஊறவைத்து, படுக்கப் போகும் நேரம் நீரை வடிகட்டி ஒரு பாத்திரத்தில் கொட்டி நன்கு கனமான மூடியால் மூடி வைக்கவும். இல்லை யெனில் ஒரு துணியில் கொட்டி இறுக்கமாகக் கயிற்றால் கட்டித் தொங்க விடவும். பின் வெந்தயத்தை வெயிலில் நன்றாகக் காயவைத்து மிக்ஸியில் தூளாகப் பொடி செய்துகொள்ளவும். இந்த வெந்தயப் பொடியில் கருப்பட்டியைத் தூளாக்கிப் போட வேண்டும். வெந்தயப் பொடி தயாரிக்கும் போது ஏலக்காயை யும் போட்டுப் பொடிக்கவும். இவ்வாறு தயார் செய்த பொடியை ஒரு கரண்டி அளவு எடுத்து இரண்டு டம்ளர் தண்ணீர் சேர்த்துக் கொதிக்க விடவும். தேவையெனில் உப்புத் தூள் போடவும். பசும்பால் கால் லிட்டர் ஊற்றி நன்றாக ஒரு கொதி வந்ததும் இறக்கிவிடவும். வாணலியில் நெய் மூன்று ஸ்பூன் விட்டு, தேவையானால் முந்திரி பத்து கிராம், காய்ந்த திராட்சை இருபது கிராம், பாதாம் பருப்பு இவைகளை வறுத்துப் போட்டு நன்கு கிளறி இறக்கிவிடவும். தினசரி குடித்து வந்தால் நல்ல பலன் கிட்டும்.

பயன்

- நரம்பு சம்பந்தமான நோய்கள் குறையும்.

18
டீ, காபி, சர்பத்

1. பெருஞ்சீரக டீ

தேவை

டீத்தூள்	–	2 டீஸ்பூன்
பெருஞ்சீரகம்	–	2 டீஸ்பூன்
சர்க்கரை	–	தேவையான அளவு

செய்முறை

பெருஞ்சீரகத்தை வெறும் வாணலியில் வறுத்துக் கொள்ளவும். ஒரு கப் தண்ணீரை அடுப்பில் வைத்து, டீத்தூளைப் போட்டுக் கொதிக்க விடவும். கொதிக்கும் போது வறுத்த பெருஞ்சீரகத்தையும் போட்டு, நன்கு கொதித்தபிறகு இறக்கி வடிகட்டி, சர்க்கரை சேர்த்து அருந்தவும்.

பயன்

* எடை குறைப்பதற்கு அருமையான பானம் இது. கை கால்களில் தளர்வாகக் காணப்படும் தேவையற்ற சதையைக் குறைக்கவும் இந்த டீ உதவும்.

2. தாமரைப்பூக் காப்பி

தேவை

தாமரைப் பூக்களை நிழலில் உலர்த்தவும். நன்கு சருகு போல் காய்ந்ததும், தேவையான பூவிதழ்கள், ஏலக்காய்

இவைகளைப் பொடி செய்து வைக்கவும். சர்க்கரை (அ) வெல்லம் இவற்றைப் போட்டு ஒரு பாத்திரத்தில் தேவையான அளவு தண்ணீர் ஊற்றிக் கொதிக்க விட்டு, பொடி செய்துள்ள தாமரைப் பூவிதழ் பொடியை ஸ்பூனால் எடுத்து ஒரு டம்ளர் காப்பிக்கு இரண்டு (அ) நான்கு ஸ்பூன் போட்டு (வடிகட்டக் கூடாது) பாலை ஊற்றிப் பருக வேண்டும். இந்தப் பொடியுடன், ரோஜாப்பூ ரோஸ் (அ) மற்ற கலர் பூவிதழ்களையும் நிழலில் உலர்த்தி தாமரைப் பூவிதழ், ஏலக்காய்ப் பொடியுடன் கலந்து காப்பி தயாரித்துச் சாப்பிடலாம்.

பயன்

- ஆண்களுக்கு ஏற்படும் ஸ்கலிதம், நித்திரை பங்கம் குணமாகும். வெண்தாமரைப் பூவிதழ்களையும் மேலே கூறியுள்ளபடி பொடி செய்து காப்பி பருகி வர பெண்களுக்கு ஏற்படும் வெள்ளைப்படுதல், இதயப் படபடப்பு குறையும்.

- தாமரைக்கு அரவிந்தம், புண்டரிகம், பத்மம், கமலம், நளினம், பங்கஜம் என்றும் பெயர்கள் உண்டு. குமரி மாவட்டத்தில் உள்ள குளம் குட்டைகளில் செழித்துக் காணப்படுகிறது. வெள்ளை, சிவப்பு மலர்கள் அதிகமாகக் காணப்படும். நீலமும், மஞ்சளும் அபூர்வம். வைஷ்ணவர்கள் இந்தப் பூவில் லக்ஷ்மி வாசம் செய்கிறாள் என்று நம்புகிறார்கள். பித்த சமனமானது. மூளை நோய்களுக்கும் இருதய நோய்களுக்கும் சிறந்தது. தாமரைப் பூவின் மகரந்தப் பொடியை ஏலக்காய் சேர்த்துச் சாப்பிட காது கேளாத் தன்மை, பேடித்தனம் போன்றவை குறையும்.

- தாமரைக் கிழங்கை வற்றல் செய்வார்கள். வயிற்றுக் கடுப்பு நீங்கும். கண்ணுக்குக் குளிர்ச்சி தரும்.

3. ஆவாரம்பூக் காப்பி

தேவை

ஆவாரம்பூ	–	தேவையான அளவு
சர்க்கரை	–	காப்பி தயாரிக்க வேண்டிய அளவு
பால்	–	காப்பி போடும் அளவு

உணவே மருந்து

செய்முறை

ஆவாரம் பூவை உலர்த்திப் பொடியாக்கவும். ஒரு டம்ளர் நீரும், ஒரு டம்ளர் பாலும் ஊற்றிக் கொதிக்க விட்டு, சர்க்கரை அளவாகச் சேர்த்து, இத்துடன் ஒரு வேளைக்கு 15 கிராம் ஆவாரம் பூத் தூளை எடுத்துக் காய்ச்சும் காப்பியில் போட்டு வடிகட்ட வேண்டும்.

பயன்

- நீரிழிவு நோய் குறையும்.
- இது ஒரு குத்துச் செடி. பூக்கள் மஞ்சள் நிறத்தில் காணப்படும். இதன் மலர்கள் இரத்தத்தில் சர்க்கரை யின் அளவையும் கொழுப்புச் சத்தையும் குறைக் கின்றன. ஆவாரம் பூவைக் காப்பி செய்து குடிக்கும் பழக்கம் சித்த மருத்துவர்களிடையே இருந்துவருகிறது. தோல் நோய்களுக்குப் பயன்படுத்தப்படுகிறது. வியர்வை யினால் உண்டாகும் நாற்றத்தைப் போக்குகிறது. பூவைப் பொடித்து உடம்பிற்குத் தேய்த்துக் குளிப்பவர்களும் உண்டு. இது ஒரு கல்ப மருந்தாகும். இதனுடைய வேர், இலை, பூ, பட்டை, பழம் இவற்றை நன்றாகப் பொடித்துச் செய்யும் பொடிக்கு 'ஆவாரைப் பஞ்சாங்க சூரணம்' என்று பெயர். சர்க்கரை நோய்க்கு மிகச் சிறந்த மருந்தாகும். சர்க்கரை நோயால் அதிகமாக ஏற்படும் நீர்ப் போக்கைக் குறைக்கிறது. இதனை ஐந்து கிராம் வரை தண்ணீருடன் சாப்பிடலாம்.

4. செம்பருத்திப்பூக் காப்பி

தேவை

செம்பருத்தி பூ இதழ்கள்	–	25
பசுவின் பால்	–	கால் லிட்டர்
வெல்லம்	–	தேவைக்கேற்ப
ஏலக்காய்	–	மூன்று அல்லது நான்கு

செய்முறை

பாலுடன் நூற்று ஐம்பது மி.லி. அல்லது கால் லிட்டர் தண்ணீர் ஊற்றிப் பூவின் இதழ்களைப் போட்டு பிறகு வெல்லம் சேர்த்துக் கொதிக்க விட வேண்டும். நன்கு கொதித்து பூவின்

சாறு பிரௌன் கலராக வந்ததும் பூவை வடிகட்டி, துணியில் அல்லது வலையில் நன்கு பிழிந்துவிட்டு ஏலக்காயைப் பொடி செய்து போட்டு ஆற்றிக் குடிக்க வேண்டும்.

பயன்

- இரத்தவிருத்தியுண்டாகும்.
- வெள்ளை நோய் குணமாகும்.
- பெரும்பாடு குறையும்.
- இதயம் பலமாகும்.
- நெஞ்சுவலி இருப்பவர்கள் காலை, மாலை, இரவு குடித்துவர நெஞ்சுவலி குணமாகும்.

5. செம்பருத்திப்பூ சர்பத்

தேவை

- செம்பருத்திப் பூ
- பாதாம் பிசின்
- எலுமிச்சம் பழம்
- நாட்டுச் சர்க்கரை
- ஐஸ்கட்டி

} தேவையான அளவு

செய்முறை

செம்பருத்திப் பூக்களை நீரில் கொதிக்க விடவும். பூக்களின் சாயம் இறங்கியதும் பூக்களை எடுத்துவிட்டு, சர்க்கரை சேர்த்து நன்றாகக் காய்ச்சவும். சூடு ஆறியதும் ஐஸ்கட்டி போட்டு, எலுமிச்சம் பழம் சாறு பிழிந்து ஊற்றி, பாதாம் பிசினை ஊறவிட்டு சர்பத் தயாரித்துப் பருகவும்.

பயன்

இதயத்துடிப்பு, கணைச்சூடு, உடல் எரிவு, நீர் எரிச்சல் முதலியவை குணமாகும்.

செம்பருத்தி

நாடு முழுவதும் பல தோட்டங்களில் விளைகிறது. பூ வயிற்றுக் கடுப்பைக் குறைக்கும். மேக நோய்களுக்குச் சிறந்தது.

இதனுடைய இலையைக் கொண்டு காய்ச்சும் தைலத்திற்கு 'ஜபாபத்திரியாதி தைலம்' என்று பெயர். கரப்பான் நோய்க்குச் சிறந்தது. செம்பருத்திப் பூவிற்கு இரக்த பிரஸாதனம், பித்த சமனம் போன்ற குணங்கள் உண்டு.

6. முசுமுசுக்கை டீ

தேவை

முசுமுசுக்கைச் செடி (முழுசாக வேருடன் கூடியது)	–	தேவையான அளவு
தேன்	–	கால் லிட்டர்
நாட்டுச் சர்க்கரை	–	கால் கிலோ
ஏலக்காய்	–	இருபத்து ஐந்து
கருவேலம் பிசின் பொடி	–	தேவையானது

செய்முறை

முசுமுசுக்கைச் செடியை வேரோடு பிடுங்கி நிழலில் உலர்த்திப் பொடி செய்ய வேண்டும். கருவேலம் பிசினையும் வெயிலில் காய வைத்துப் பொடி செய்ய வேண்டும். ஒரு மண்பானையில் தேவையான அளவு தண்ணீர் ஊற்றிச் சர்க்கரை போட்டுப் பாகு காய்ச்ச வேண்டும். நன்கு பாகு காய்ந்ததும் முசுமுசுக்கைப் பொடி, கருவேலம் பொடி இவற்றைப் போடவும். தேனை ஊற்றி மெழுகு பதம் வரும் வரை காய்ச்சவும். ஆறியதும், ஒரு பாட்டிலில் ஊற்றி வைக்கவும். இதனுடன் பிறகு ஒரு டம்ளர் பாலைச் சேர்த்து ஸ்பூனால் கலக்கி, தேவையானால் பனங்கற்கண்டு கலந்து பருகவும்.

பயன்

- ஆஸ்துமா, தலைச்சுற்று குணமாகும்.

முசுமுசுக்கை

இது ஒருவகைக் கொடியாகும். இருமல், சளி போன்ற வற்றிற்கு இதனுடைய கீரை சிறந்தது. முசுமுசுக்கை இலை, புழுங்கல் அரிசி, உப்பு சேர்த்து அரைத்து அடை செய்து கொடுப்பார்கள். நாள்பட்ட இருமலுக்கு இது ஒரு நல்ல மருந்தாகும்.

7. மணத்தக்காளி இலை டீ

தேவை

பசுமையான மணத்தக்காளி இலை	–	ஒரு கைப்பிடி
வெந்தயம்	–	35 கிராம்
வெங்காயம்	–	100 கிராம்
ஏலஅரிசி	–	2
தண்ணீர்	–	அரை லிட்டர்

செய்முறை

சுத்தம் செய்த மனத்தக்காளி இலையைச் சட்டியில் போட்டு மற்ற பொருட்களுடன் சிவக்க வறுக்கவும் அரை லிட்டர் நீர் ஊற்றிச் சுண்டக்காய்ச்சி கஷாயம் செய்யவும். அரை அவுன்ஸ் அளவு காலை, மதியம், மாலை மூன்று வேளை, மூன்று நாட்கள் தொடர்ந்து கொடுத்து வர வேண்டும்.

பயன்

- வயிற்றுப்புண், கர்ப்பப்பைப் புண், குடற் புண், வாய்ப்புண் ஆறும்.

8. தாம்பூலம்

வெற்றிலை, பாக்கு, சுண்ணாம்புக் கலவைக்குத் தாம்பூலம் என்று பெயர். இதனுடன் ஏலம், கிராம்பு, ஜாதிக்காய், ஜாதிப்பத்திரி, வால் மிளகு, குங்குமப் பூ, பச்சைக் கற்பூரம் முதலிய வாசனைத் திரவியங்களைச் சேர்ப்பது உண்டு. வாய்க்கு ருசி, மனதிற்கு உற்சாகம், வாயின் துர்கந்தத்தைப் போக்குதல், மலக் கழிவு, திரிதோஷம் போன்றவற்றைச் சமனப்படுத்துதல், குளிர்ச்சியைக் கண்டித்தல், வீரிய விருத்தி, கிருமி நாசனம் எனப் பல குணங்கள் உண்டு.

அந்த நாட்களில் புகையிலை சேர்ப்பதில்லை. பதினேழாம் நூற்றாண்டிற்குப் பிறகே இந்தியாவிற்குப் புகையிலை வந்தது.

9. தாம்பூல மாத்திரை

தேவை

கிராம்பு	–	50 கிராம்
ஜாதிக்காய்	–	5 கிராம்

ஜாதிப்பத்திரி	–	5 கிராம்
வால் மிளகு	–	25 கிராம்
ஏலம்	–	10 கிராம்
காசுக்கட்டி	–	20 கிராம்
பன்னீர்	–	50 மி.லி.
நெய்	–	25 மி.லி.

செய்முறை

இவைகளை வெண்ணெய் போல் அரைத்து வைத்துக் கொள்ள வேண்டும். இதனுடன் குங்குமப் பூ 10 கிராம், பச்சைக் கற்பூரம் 3 கிராம் இவற்றைக் கலந்து மொத்தத்தில் சேர்த்து கல்வத்தில் இட்டு மெழுகு போல் அரைத்து, மிளகுப் பிரமாணத்தில் உருண்டைகளாக்கிச் சில நாட்கள் நிழலில் உணர்த்தி, உலர்ந்த பின் அவ்வுருண்டைகளைத் தாழம்பூ மடலில் வைத்திருந்து சிறிது நாட்கள் கழித்து அவிழ்த்து ஒரு நல்ல பாத்திரத்தில் போட்டு வைத்துக்கொள்ள வேண்டும். இதைத் தாம்பூலத்தில் உபயோகப்படுத்தி வந்தால் நல்ல பலன் கிடைக்கும். பண்டைய காலத்தில் கஸ்தூரியைப் பயன்படுத்தினார்கள். இன்று நல்ல கஸ்தூரி கிடைப்பதில்லை.

குளியல் பொடி

தேவை

- மருதாணி இலை
- கறிவேப்பிலை
- முளை கட்டிய பச்சைப்பயறு
- கடலைப் பருப்பு
- விரலி மஞ்சள்
- கஸ்தூரி மஞ்சள்
- சீயக்காய்
- குப்பைமேனி இலை
- மாசிக்காய்
- கடுக்காய்
- காயவைத்த எலுமிச்சைத் தோல்
- காயவைத்த நார்த்தங்காய்த் தோல்
- இலுப்பை சீயக்காய்

செய்முறை

இவை அனைத்தையும் நன்கு காயவைத்து அரப்பு அரைக்கும் மிஷினில் அரைத்து சுத்தமான பாத்திரத்தில் வைத்துக்கொள்ளவும். குளிக்கும் போது இந்தப் பொடியில் தேவையான அளவு எடுத்து எலுமிச்சைச் சாறோ பாலோ சேர்த்துக் குழைத்து முகம், உடல் எங்கும் பூசி, 10 நிமிடம், (அ) கால் மணிநேரம் வைத்திருந்து குளிக்கவும்.

பயன்

- தொடர்ந்து குளித்துவருவதால் உடல், முகம் பளபளப் பாகும்.
- பரு மறையும். கரப்பான், அரிப்பு, கரும் புள்ளிகள், படை, விஷக்கடி, தேமல், சிறுபூச்சிக்கடி, கானாக்கடி, உஷ்ணக் கட்டி, கொப்புளம், வேர்க்குரு போன்ற வற்றுக்கு நல்லது.

விளக்கம்

அன்றாட வாழ்வில் செய்ய வேண்டிய செயல்களைப் பற்றிய குறிப்புகள் ஆயுர்வேதப் புத்தகங்களில் காணக்கிடைக் கின்றன. இதில் உத்வர்த்தனம் எனும் மேல்பூச்சைப் பற்றிய குறிப்புகள் உண்டு. சுகந்த திரவியங்களை மேலே தேய்த்துக் குளிப்பதால் கபத்தின் தன்மை நீங்குகிறது. உறுப்புகள் வலிமை யடைகின்றன. தோல் பிரஸன்னமாகிறது. இவ்வாறு குளிப்பதால் பசி அதிகரித்து உடலின் வியர்வை, சொறி, அழுக்கு, சோம்பல் போன்றவை மாறுகின்றன.

மேலே கூறிய ஸ்நான சூரணத்தைத் தோல் அரிப்பு உள்ளவர்கள் தேங்காய் எண்ணெயையோ செம்பருத்தியாதி தைலத்தையோ உடலில் தேய்த்துக்கொண்டு பிறகு இந்தப் பொடியை மோரில் கலந்து பூசி 10 முதல் 15 நிமிடங்கள் பொறுத்திருந்து பின்பு குளிக்க வேண்டும். இவ்வாறு செய்துவர, தோல் நல்ல காந்தியைப் பெறும்.

பயனுள்ள சில குறிப்புகள்

ஜலதோஷத்திற்கு

ஒரு பாத்திரத்தில் தண்ணீர் விட்டு அதில் மஞ்சள் பொடி, தும்பை இலை ஒரு பிடி, வேப்பம் கொழுந்து, துளசி ஒரு பிடி போட்டுக் கொதித்ததும் ஆவி பிடிக்கவும்.

தலைவலிக்கு

கற்பூரவல்லி இலையைச் சூடாக்கி நெற்றியில் பற்றுப் போடவும்.

அல்சர் நோய்க்கு

வாழைத்தண்டு, வெள்ளைப்பூசணி, மணத்தக்காளிக் கீரை ஆகியவற்றை உணவில் அதிகம் சேர்த்துக் கொள்ளவும்.

சாதம் வேகும்பொழுது அந்தக் கொதிநீரில் அரை டீஸ்பூன் வெந்தயப்பொடி, அரை டீஸ்பூன் சீரகப்பொடி, 2 டீஸ்பூன் பனங்கற்கண்டு சேர்த்துக் கலந்து சாப்பிட வயிற்றுவலி குணமாகும்.

மணத்தக்காளிக் கீரையைத் தொடர்ந்து உணவில் கூட்டாகவோ, பொரியலாகவோ சாப்பிட்டு வந்தால் குடல்புண் குணமாகும்.

வெந்தயத்தை வறுத்துப் பொடி செய்து மோரில் கலந்து சாப்பிட வயிற்றுவலி நீங்கும்.

தினமும் ஒரு செவ்வாழைப் பழத்தைச் சாப்பிட்டு வந்தால் வயிறு சம்பந்தமான நோய்கள் வராது.

கண்பார்வை நோய்க்கு

கண்பார்வைக்கு கேரட் சாறு, பொன்னாங்கண்ணிக் கூட்டு, முருங்கைக் கீரை, கொத்துமல்லிக் கீரை உணவில் அடிக்கடி சேர்க்கவும்.

கரும்படை குறைய

கோவை இலைச்சாறு, 5 கிராம் கருஞ்சீரகம், 5 கிராம் கசகசா, 5 கிராம் ஜாதிக்காய் சேர்த்து அரைத்துக் கரும்படை மீது தடவி 2 மணிநேரம் கழித்துக் கடலை மாவு தேய்த்துக் குளிக்கவும். தொடர்ந்து செய்துவர கரும்படை குணமாகும்.

கறிவேப்பிலை, கசகசா, கஸ்தூரி மஞ்சள், கமலா ஆரஞ்சுத் தோல், வெள்ளரி விதை எல்லாம் 5 கிராம் வீதம் எடுத்து நைசாக அரைத்து முகத்தில் பூசி 1 மணி நேரம் கழித்துக் குளித்துவந்தால் தழும்புகள் மறைந்து விடும்.

வாயுவிற்கு

400 கிராம் பாலில் 50 கிராம் பூண்டு, ஒரு சிறு துண்டு சுக்கு சேர்த்துக் காய்ச்சி அருந்தினால் வாயுத் தொல்லை நீங்கும்.

வெள்ளை வெங்காயத்தைப் பசு நெய்யில் வதக்கிச் சுடு சாதத்தில் பிசைந்து சாப்பிட இரத்தமில்லா மூல நோய் குண மடையும்.

சர்க்கரை வியாதிக்கு பானம்

வெற்றிலை	–	5
வேப்பிலை	–	ஒரு கைப்பிடி
அருகம்புல், மாவிலைக் கொழுந்து	–	ஒரு கைப்பிடி
வில்வ இலை	–	2
மணத்தக்காளிக்கீரை	–	5
கறிவேப்பிலை	–	ஒரு கைப்பிடி

எல்லாவற்றையும் ஒரு லிட்டர் தண்ணீரில் வேக விடவும். நீரின் அளவு 4இல் 1 பங்கு ஆனதும் வடிகட்டி ஆற வைக்கவும்.

ஒரு வேளைக்கு 50 மில்லி வீதம் 3 வேளை, உணவிற்கு அரை மணி நேரம் முன்பு சாப்பிட்டு வந்தால் சர்க்கரை வியாதி கட்டுப்படும்.

உடல்வலிக்கு

நொச்சி இலையை நீரில் போட்டுக் கொதிக்க வைத்து உடல் பொறுக்கும் சூட்டில் குளித்து வர வாதத்தால் ஏற்படும் உடல் வலி குணமடையும்.

சுக்கை அரைத்துக் கொதிக்க வைத்து, கைபொறுக்கும் சூட்டில் மூட்டுகளில் பற்று இட்டால் மூட்டுவலி குணமாகும்.

புளியை உப்பு சேர்த்துக் கொதிக்க வைத்து முழங்கால்களில் கெட்டியாகத் தடவினால் முழங்கால் வலி மறையும்.

அருஞ்சொற்பொருள்

அக்காரவடிசல்	–	சர்க்கரைப் பொங்கல்
அகுட்டம்	–	மிளகு
அங்குசம்	–	வாழை
அச்சாறு	–	ஊறுகாய்
அடைக்காய்	–	பாக்கு, தாம்பூலம்
அண்டை	–	கடுகு
அதிரசம்	–	ஒரு வகை இனிப்புப் பணியாரம்
அமிர்தக்குழல்	–	மனோகரப் பணியாரம்
அமுது	–	சோறு, உணவு, நீர், பால்
அறுபதாங்குறுவை	–	சுமார் அறுபது நாளில் விளையும் நெல்வகை
அன்னதானக்குறுவை	–	மூன்று மாதத்தில் விளையும் நெல்வகை
அன்னப்பிராசம்	–	குழந்தைகளுக்கு முதலில் சோறு கொடுக்கும் மங்கல நிகழ்ச்சி
ஆடிப்பால்	–	ஆடிமாதப் பிறப்பில் நடக்கும் விருந்தில் பயன்படுத்தப்படும் தேங்காய்ப்பால் உணவு
ஆதுலர் சாலை	–	வறியவர்க்கு உணவும் உறைவிடமும் கொடுக்கும் இடம்

ஆரோரூட்டு	–	கூவைக் கிழங்கு
ஆவிக்கொழுக்கட்டை	–	நீராவியால் வேகும் ஒரு பணியார வகை
இடித்தடு	–	பிட்டு
இராத்திரி	–	மஞ்சள்
இராமடம்	–	பெருங்காயம்
இலைவடாம்	–	இலையில் இட்டுச் சமைக்கும் வடகம்
உண்டி	–	உணவு, சோறு
உருண்டை	–	கவளம்
உத்துவாசனவுண்டை	–	சம்பந்திகளை அனுப்புவதற்கு முன் கொடுக்கும் உணவுவகை
உலுப்பை	–	அதிகாரிகள், பெரியோர்கள், முதலியோர்க்கு மரியாதையாக அனுப்பும் உணவுப் பண்டங்கள்
உளுந்தோதனம்	–	உளுத்தம் பயற்றில் செய்த சோறு
எள்ளோதனம்	–	எள்ளுச்சாதம்
ஐந்துணவு	–	கடித்தல், நக்கல், பருகல், விழுங்கல், மெல்லல் ஆகியவை
கசட்டைத் தயிர்	–	ஆடையெடுத்த தயிர்
கசாலை	–	சமையல் செய்யுமிடம்
கஞ்சி	–	சோற்றின் வடிதண்ணீர்
கடுகு மாங்காய்	–	மாங்காய் ஊறுகாய் வகை
கரும்புப்பால்	–	சீம்பால்
கவளம்	–	வாயளவு உள்ள உணவு
காணம்	–	கொள்ளு
காப்பரிசி	–	பிறந்த குழந்தை காப்பிடு நாளில் வழங்கும் பாகு கலந்த அரிசி. விவாகம் முதலிய காலங்களில் காப்பு நாண் கட்டும்போது கையிலிடும் அரிசி
குஞ்சலாடு	–	கடலை மாவைச் சலித்துச் செய்த சிறுமணிகளைச் சர்க்கரைப் பாகில் கலந்து செய்த உருண்டையான ஒரு இனிப்புவகை

கூட்டாஞ்சோறு	–	காய்கறி வகைகளைச் சேர்த்துப் பொங்கிய சோறு
கூடைச் சாதம்	–	கல்யாணத்தில் சம்பந்திகள் தம் வீடு செல்லும்போது அவர்களுக்குப் பெண் வீட்டார் கொடுத்து அனுப்பும் சித்திரான்னம்
கூலம்	–	நெல், புல், வரகு, தினை, சாமை, இறுங்கு, துவரை, இராகி, எள்ளு, கொள்ளு, பயறு, உளுந்து, அவரை, கடலை, துவரை, மொச்சை, காராமணி, பாகல் முதலிய 18 வகைப்பண்டங்கள்
சரு	–	அரிசி, கோதுமை முதலியவற்றை நெய்ப்பாலோடு கலந்து சமைத்த உணவு
சஷ்குலி	–	முறுக்கு
சாட்சி போஜனம்	–	விருந்தினருடன் உண்ணும் உணவு
சிம்பி	–	சர்க்கரை, தேங்காய், கேழ்வரகு, மாவு சேர்த்துச் செய்த பிட்டு
சிமிலியுருண்டை	–	சர்க்கரை, தேங்காய் முதலியவை சேர்த்துச் செய்யும் எள்ளுருண்டைப் பணியாரம்
சூல் சாதம்	–	கருக்கொண்டவள் பொருட்டு சமைக்கும் பலவித உணவு
சூலம்புளி	–	மங்குஸ்தான்
சைந்தலவணம்	–	இந்துப்பு
சொஜ்ஜி அப்பம்	–	கோதுமை சேர்ந்த இனிய பணியாரம்
திருவாதிரைக்களி	–	திருவாதிரைத் திருநாளில் அரிசி, வெல்லம், தேங்காய் முதலிய வற்றால் செய்யப்படும் ஒருவகை இனிய சிற்றுண்டி
திருவை சாதம்	–	அர்த்த சாமத்தில் கடவுளுக்குப் படைக்கும் நிவேதனப் பிரசாதம்
நவதானியம்	–	கோதுமை, நெல், துவரை, பயறு, கடலை, அவரை, எள், உளுந்து, கொள் ஆகிய ஒன்பது வகைத் தானியங்கள்

நால்வகையுணவு	– உண்டல், தின்றல், நக்கல், பருகல் என நான்கு வகையான உணவு
நீர் மோர்	– மோருடன் நீர் பெருகவிட்டு வேறு சில பொருட்களும் சேர்த்துச் செய்த பானம்
பச்சரிசி	– நெல்லைப் புழுக்காமல் காய வைத்துக் குத்தியெடுத்த அரிசி
பஞ்சதிரவியம்	– மலைபடு திரவியம், காடுபடு திரவியம், நாடுபடு திரவியம், நகர்படு திரவியம், கடல்படு திரவியம் என்ற ஐவகைப் பொருள்கள்
பஞ்சாமிர்தம்	– வாழைப்பழம், தேன், சர்க்கரை, நெய், திராட்சை என்ற இனிய பண்டங்களால் ஆகிய பண்டம்
பஞ்சாமிலம்	– இலந்தை, மாதுளை, புளியாரை, நெல்லி, எலுமிச்சை என்ற புளிப்புச் சுவையுள்ள ஐவகை மரங்கள்
பனங்கற்கண்டு	– பனஞ்சாற்றைக் காய்ச்சிச் செய்யப் படும் இனிப்பு வெல்லம்
பனங்கிழங்கு	– பனங்கொட்டையிலிருந்து உண்டாகும் நீண்டமுளை. இதை வேக வைத்துச் சாப்பிடலாம்
பாயசம்	– பால், அரிசி, சர்க்கரை அல்லது வெல்லம் முதலியவற்றோடு சேர்த்துச் செய்யும் நெகிழ்ச்சியான இனியமுது
பானகம்	– சர்க்கரை, ஏலம் கலந்த குடிநீர்
பொரிச்ச குழம்பு	– புளி சேர்க்காமல் ஆக்கிய குழம்பு
மண்டை வெல்லம்	– மொத்தையாகத் திரட்டிய வெல்லம்
வடகம்	– அரைத்த மாவுடன் கறிச் சாமான்கள் சேர்த்துச் சமைத்து வெயிலில் உலர்த்திய சிறு உருண்டை
வடைப்பருப்பு	– பயிற்றம் பருப்புடன் எலுமிச்சம் பழரஸம் முதலியன சேர்த்துச் செய்யப்படும் சிற்றுண்டி
வண்ணவமுதம்	– பருப்புச் சோறு
விருசம்	– இஞ்சி

வெஞ்சோறு	– சுடுசோறு, கறி சேர்க்கப்படாத சோறு
வெண்சோறு	– வெள்ளரிசியால் சமைத்த வெறும் அன்னம்
வெந்தயக்காடி	– வெந்தயம், உளுந்து, அரிசி முதலியன சேர்த்துச் செய்யப்படும் காடி

பழைய காலத்து சமையல் பாத்திரங்கள்

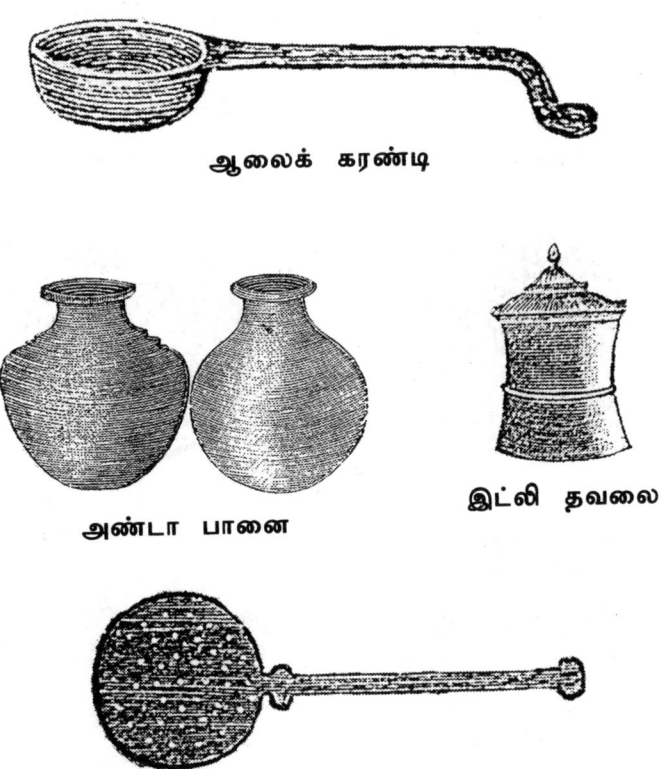

ஆலைக் கரண்டி

அண்டா பானை

இட்லி தவலை

சல்லி கரண்டி

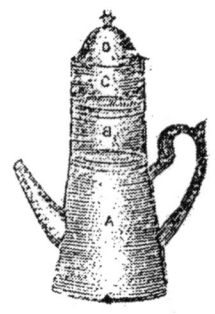

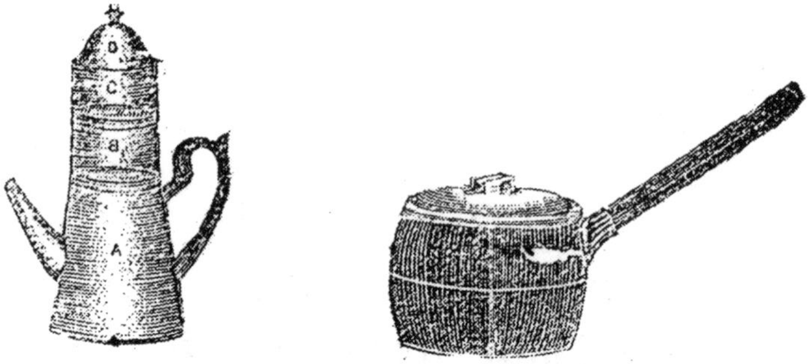

பால் கெட்டில்கள்

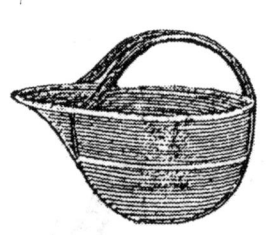

கோகர்ணம்

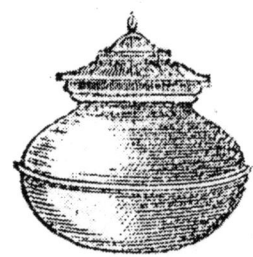

இட்லிப் பானை

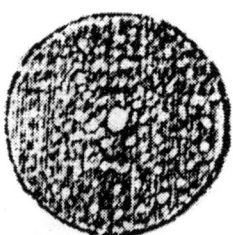

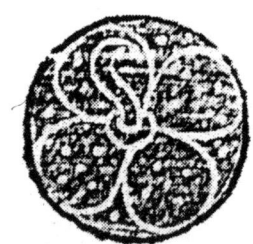

இட்லித் தட்டுகள்

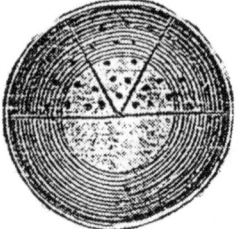

சிப்பித்தட்டு

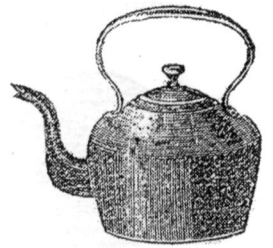

தண்ணீர் கெட்டில்

உணவே மருந்து

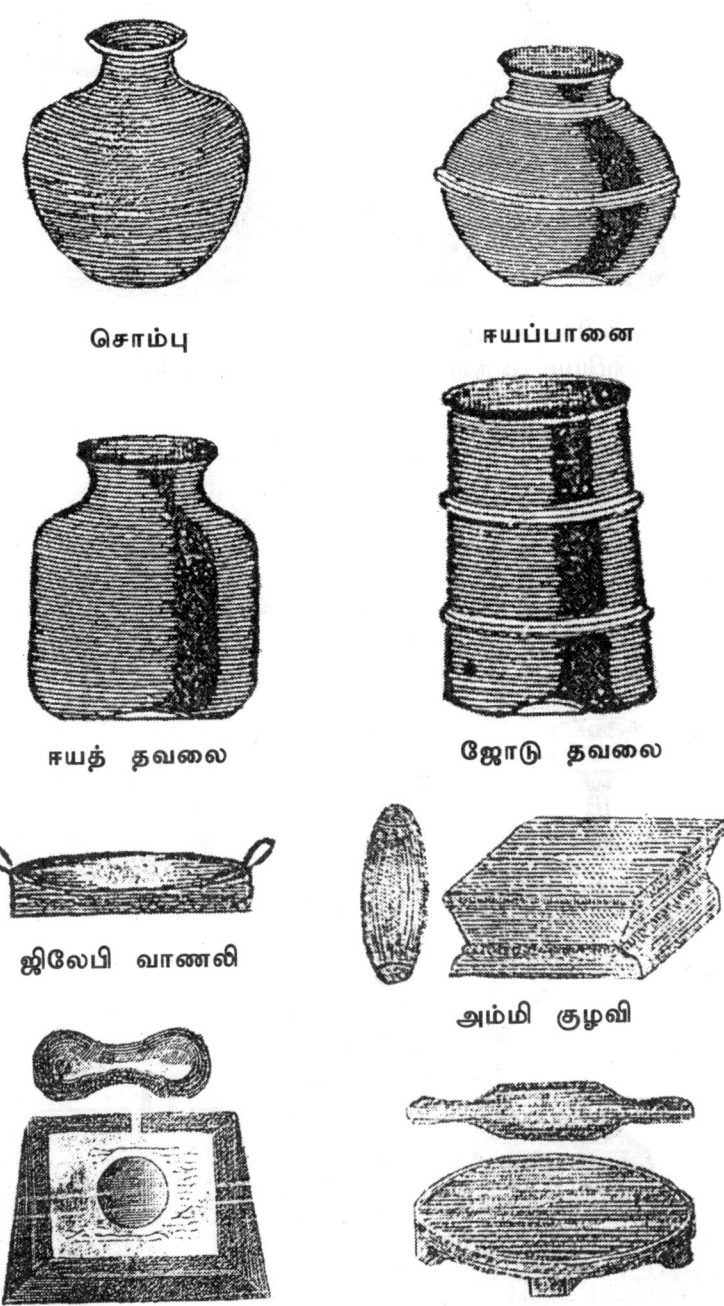

சொம்பு

ஈயப்பானை

ஈயத் தவலை

ஜோடு தவலை

ஜிலேபி வாணலி

அம்மி குழவி

ஆட்டுக்கல், குழவி

அப்பளப் பலகை, குழவி

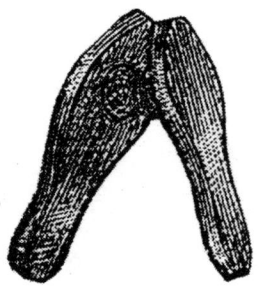

எலுமிச்சம் பழம் பிழியும் கருவி

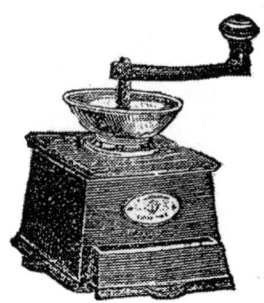

காபிப்பொடி அரைக்கும் இயந்திரம்

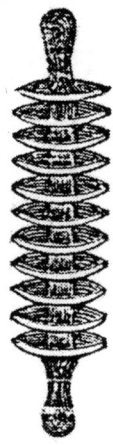

அப்பளம் குழவி துண்டு பண்ணும்

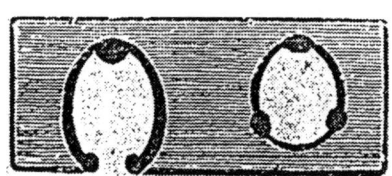

கொடியடுப்பு

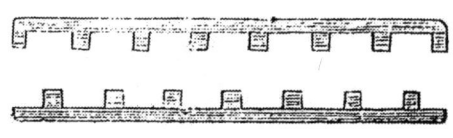

கால்வாய் அடுப்பு

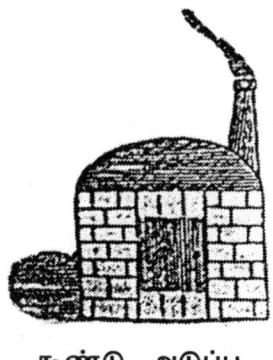

கூண்டு அடுப்பு

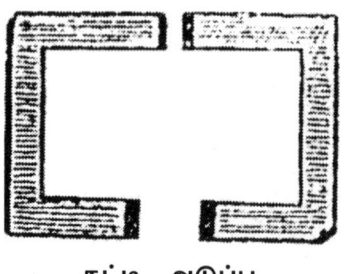

கட்டி அடுப்பு

176 உணவே மருந்து

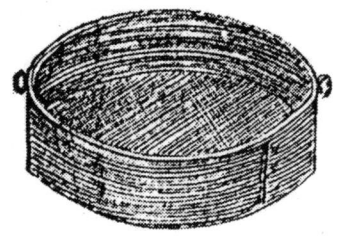
ரவை சல்லடை

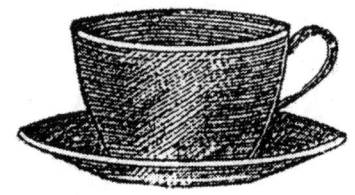
காபித் தட்டுக் கோப்பை

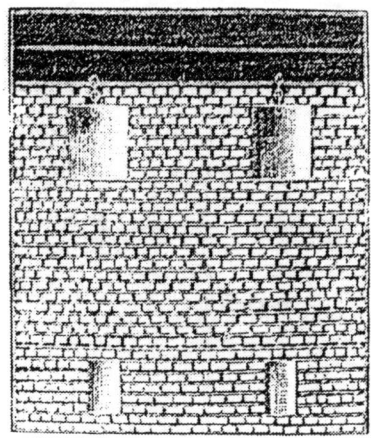
களஞ்சியம்

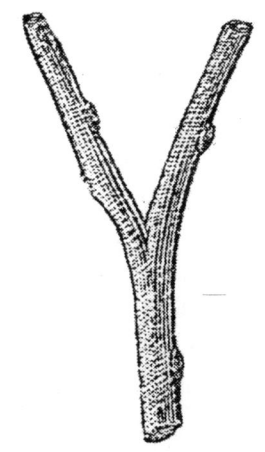
கலவைக் கழிக்கோல்

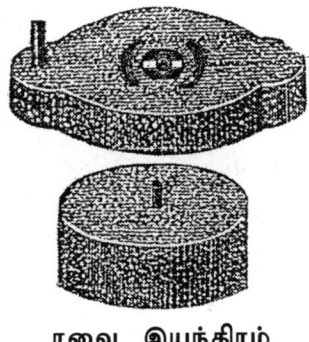
ரவை இயந்திரம்

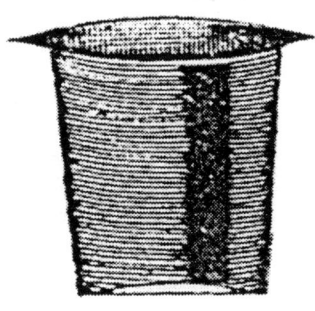
காற்சட்டி

உணவே மருந்து

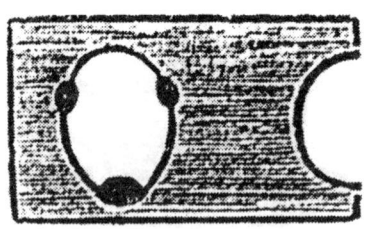
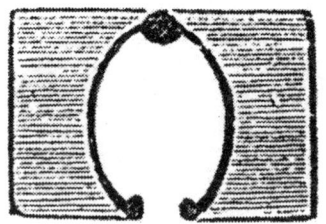

ஒற்றை அடுப்பு

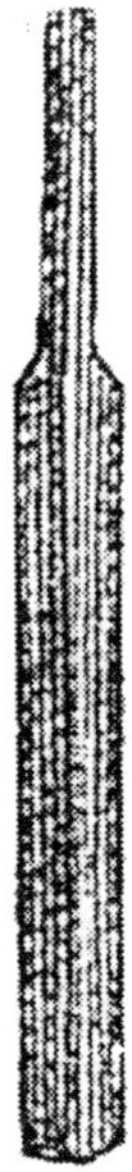

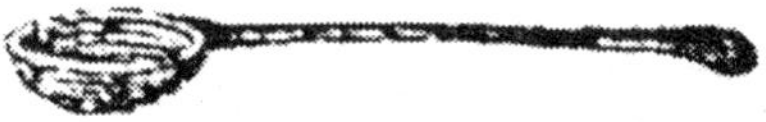

முட்டைக் கரண்டி

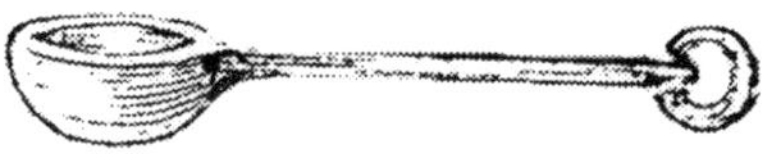

கரண்டி

களித் துடுப்பு

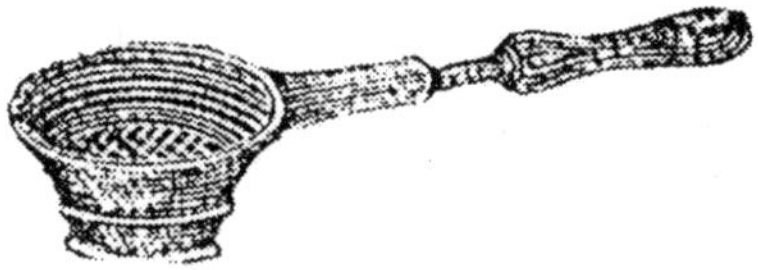

காம்புச் சல்லடை

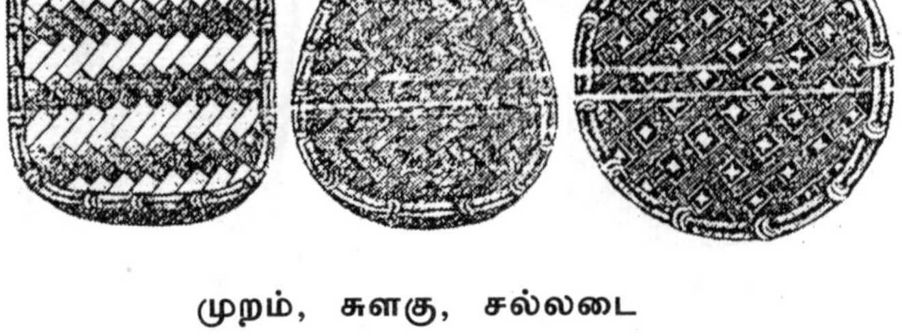

முறம், சுளகு, சல்லடை

உணவே மருந்து

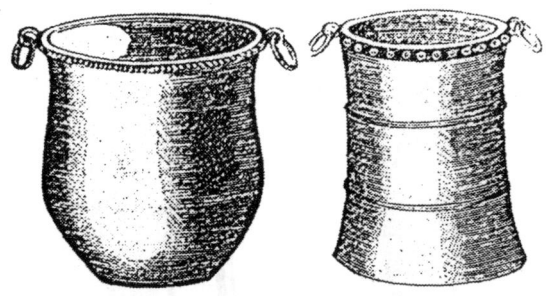

வெண்கல ஜோடுதவெலை

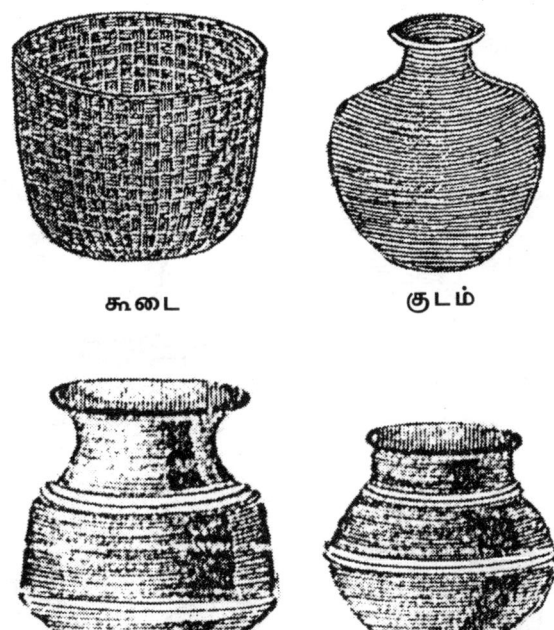

கூடை

குடம்

பித்தளைத் தவலைகள்

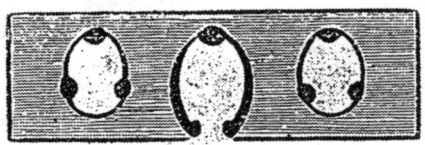

இரட்டைக் கொடியடுப்பு

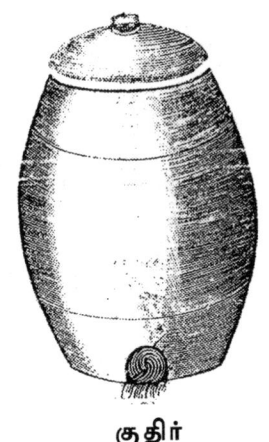
குதிர் 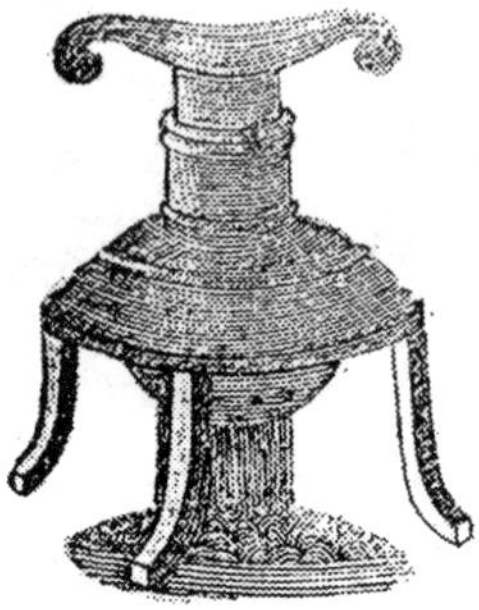   சேவை நாழி

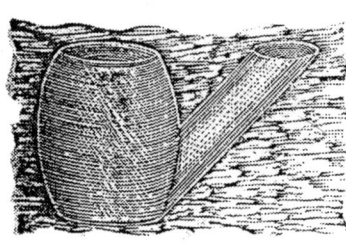 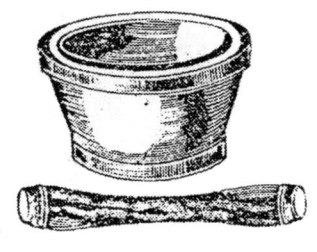
பூண் அடுப்பு   குந்தாணி, உலக்கை

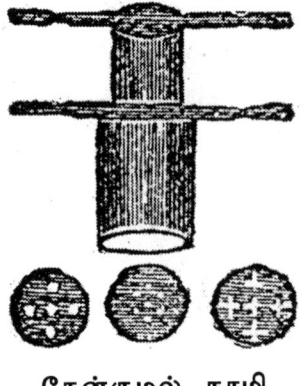 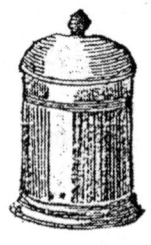 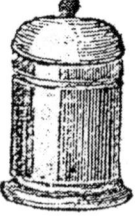

தேன்குழல் நாழி   சாம்பார்பொடி, அரிசிமாவு வைக்கும் மரக்கலவை

உணவே மருந்து

கத்தி

இடுக்கி

தாம்பாளத்தட்டு

தோசைக்கல்

வடை குத்தி

துருவு மணை

வாணலி

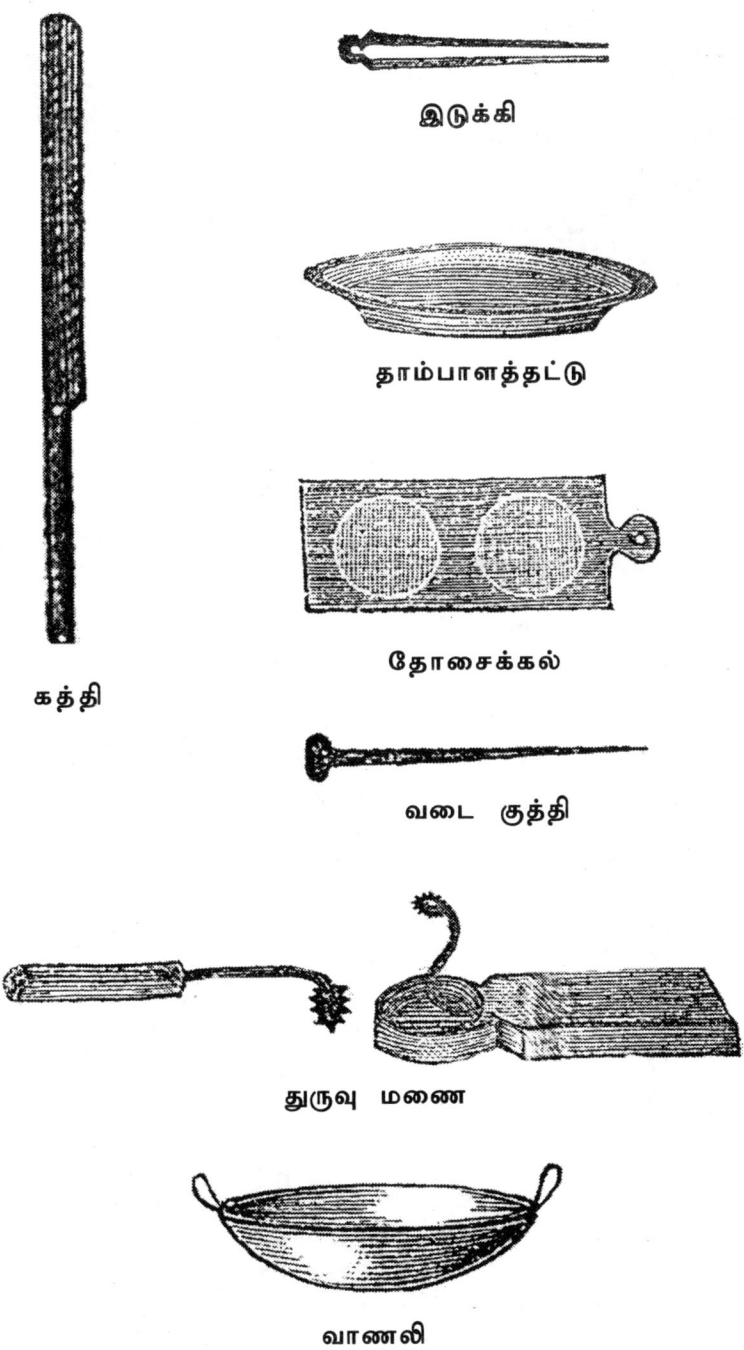

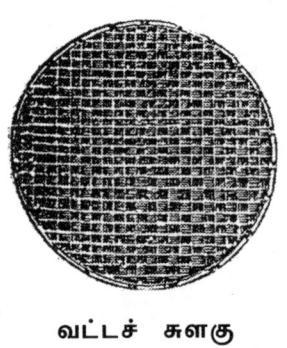

வட்டச் சுளகு

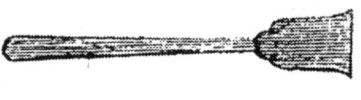

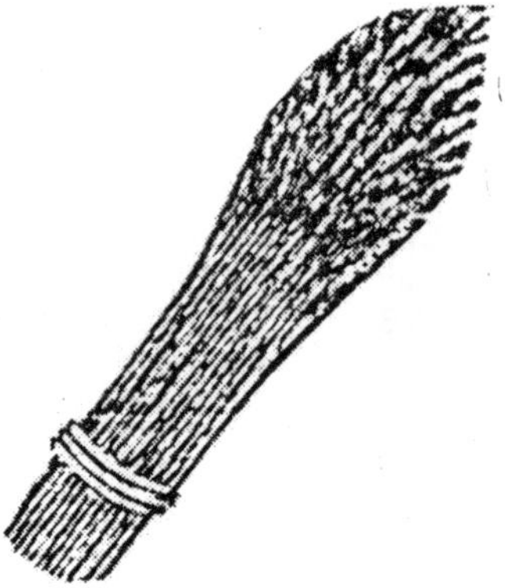

துடைப்பம்

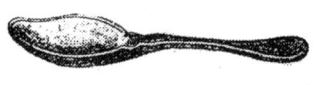

சமோசா கரண்டி

துடுப்பு

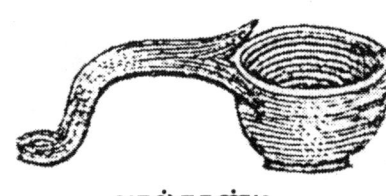

வால்கரண்டி

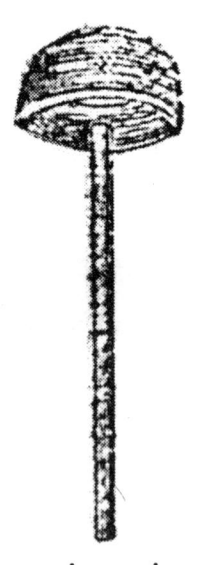

பருப்பு மத்து

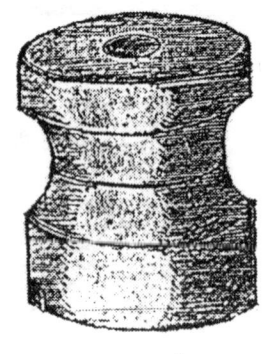

உரல்

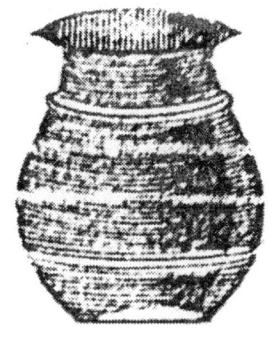 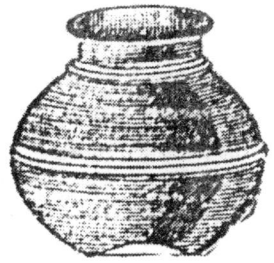

வெங்கலப் பானைகள்

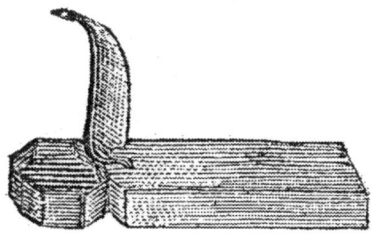

அரிவாள் மனை

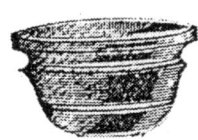 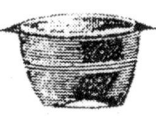 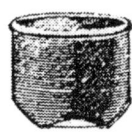 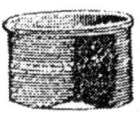

வெங்கல அடுக்குப் பாத்திரங்கள்